李占东 主编

1955
—
1975

第四辑 妇科常见病秘验方

全国中医献方类编

月经病

学苑出版社

图书在版编目（CIP）数据

月经病：1955—1975全国中医献方类编／李占东主编.
北京：学苑出版社，2019.7
ISBN 978-7-5077-5744-6

Ⅰ.①月…　Ⅱ.①李…　Ⅲ.①月经病-验方-汇编
Ⅳ.①R289.53

中国版本图书馆 CIP 数据核字（2019）第 126105 号

责任编辑：付国英
出版发行：学苑出版社
社　　　址：北京市丰台区南方庄 2 号院 1 号楼
邮政编码：100079
网　　　址：www.book001.com
电子信箱：xueyuanpress@163.com
电　　　话：010-67603091（总编室）、010-67601101（销售部）
经　　　销：新华书店
印 刷 厂：北京市京宇印刷厂
开本尺寸：880×1230　1/32
印　　　张：8
字　　　数：250 千字
版　　　次：2019 年 7 月第 1 版
印　　　次：2019 年 7 月第 1 次印刷
定　　　价：58.00 元

1955—1975 全国中医献方类编

编委名单

主　编　李占东

副主编　郑　智　张　喆

编　委（按姓氏笔画排序）

王淑华　王颖辉　冯　烨

杨凤英　杨金利　杨殿啟

李　军　岳红霞　徐秀兰

董群弟　傅开龙

前　　言

随着人们对自身健康的愈加关注，了解、学习中医和中药已蔚然成风。尤其是那些经受住了临床验证而流传沿用至今的单方、验方、秘方，因其便于使用，能花小钱治大病，而深受读者、尤其是非医药专业的普通大众的喜爱。

一直以来，中医医家和学者均有将家传或收集的单方、验方、秘方刊刻出版的传统。据统计，历代方书中占绝大多数的都是单方、验方和秘方类，充分说明了这一类药方有确切的疗效和长久的生命力。

众所周知，受传统思想影响，许多中医都抱着"有子传子，无子传贤；无子无贤，抱卷长眠"的思想，验方秘方概不轻易外传。但在 20 世纪 50 到 70 年代，在政府的主导和动员下，搞过多次颇有成效的全国献方运动，许多老中医不仅公开交流了他们历年积累的医学经验，还纷纷献出了自己压箱底的治病药方。

如，四川省郫县 70 多岁的老中医钟载阳献出祖传治疗腹水的秘方，河北承德民间医生盛子章献出治疗梅毒的秘方，四川省江津市中医邱文正献出"跳骨丹"方，江苏省南通中医院的陈照献出治瘰疬方，河北省石家庄市中医献出治疗乙脑的秘方，江苏省南通季德胜献出季家六代祖传的蛇虫毒秘方，贵州省挖掘出著名的卢老太太治疗慢性肾炎的秘方，江苏省第二康复医院杨雨辰医师献出家传三代的验方四册，等等。

这些献方均由各省组织专家进行审核编纂，保留有确切疗效的，剔除有毒有害的，最终集结成书。遗憾的是，这些书很多后来一直没有再版，市场上也鲜有流传，导致昔日瑰宝被尘封多年。

为了使这一时期的珍贵药方不被丢弃泯灭，我们多方搜集 1955—1975 年间编纂的献方共 96 册。因为当时的献方运动是按照地区来开展进行，所以这些书也都是按照地区来编的，如河北省验方，山西省验方等。这样以地域为纲的编法，不便于现代人的阅读查用。所以，我们又把书中的献方顺序全部打乱，并按照常见疾病如胃病、哮喘等，重新编排成册，以更切合当今读者需求。

本着"有则多，无则少"的原则，本次整理出的这套丛书分为十辑，共 39 本。第一辑：呼吸系统常见疾病，共三本。第二辑：消化系统常见疾病，共六本。第三辑：泌尿系统常见疾病，共两本。第四辑：妇科常见病，共 7 本。第五辑：儿科常见病，共三本。第六辑：心脑血管常见疾病，共两本。第七辑：内分泌系统常见疾病，共两本。第八辑，其他常见病，共六本。第九辑：外科骨伤病，共三本。第十辑：五官科疾病，共四本。统一称为《1955—1975 全国中医献方类编》。

与市场上流行的很多药方出处不明也不知是否有效的方书不同，本套丛书最大特色就是献方的真实性，以及疗效的确切性。

之所以能这么肯定，还要从那场轰轰烈烈的全国献方运动说起。毫无疑问，那是一次全国范围内自上而下，深受当时政府重视的的中医运动。

1941年9月，陕甘宁边区国医研究会召开第二次代表会议，与会中医献出治疗夜盲症、腹痛、心痛、花柳等病的祖传秘方十余种，这是中国共产党领导的中医工作中第一次公开献方，意在打破传统中医的保守风气，使验方、秘方能广泛传播，为民所用，并借此提高中医政治地位。

此后，边区组织各地召开医药研究会和医药座谈会，发现了很多模范医生，也公开了很多秘方。

1944年，既是中医业者，又素为毛泽东所推重的陕甘宁边区政府副主席李鼎铭再次号召中医者公开各自的秘方。

1955年3月召开的全国卫生科学研究委员会第一届第四次会议强调："……对中医中药知识和中医临床经验进行整理和研究，搜集和整理中医中药书籍（包括民间验方、单方），使它提高到现代的科学水平，是我们医学科学研究工作者的光荣任务。"从而明确指出要对献方进行整理研究并集结出版，全国各地均积极响应号召。

较早开展此项工作的是江苏省徐州市卫生局。1954年10月，徐州市卫生局聘请了9名经验丰富的中医对该地区所献验方进行甄审，并将这些验方分为三类：第一类是用于治疗常见病，且临床已证实有效；第二类是用于治疗常见病，临床上认为使用有效而尚未经科学证实者；第三类是治少见病或有离奇药，临床疗效不显著者。经过层层筛选，最后，仅从第一、二类验方中选出了18个确有实效的进行推广。

同样的，为确证献方疗效，杭州市卫生局组织中西医生进行共同讨论和分析；南通市则召开"中医验方试用座谈会"，由中医师介绍验方试用情况并进行讨论。

虽然全国各地对验方进行筛选的具体做法不尽相同，但都是稳妥而令人信服的。

1955年，江苏、福建两省出版了中医验方集。1956年，山西、江苏、河北、辽宁、黑龙江、福建6省相继出版了中医验方集；1957年，云南、四川、河南、广东、山东、陕西6省及西安市出版了中医验方集，河北、山西、黑龙江等省则出版了验方续集；1958年，广西、吉林、安徽、贵州、青海等省和重庆市、武汉市也组织出版了验方集，江苏、河南两省则出版了验方续集。

这些验方集出版后，都深受读者好评，一版再版。

1958年10月11日，毛泽东主席指出："中国医药学是一个伟大的宝库，应当努力发掘，加以提高。"于是，采集单方、验方、秘方之举由面向中医从业者迅速扩大为全国范围内的群众运动。可以说，此时的献方运动已经带有了强烈的政治色彩，各地"先后编出了数以百计的中医验方集"，献方数量之庞大令人震撼，但内容良莠不齐的情况也开始出现。

值得一提的是，由浙江中医研究所实验确证"蝌蚪避孕单方"无效的报道于1958年4月发表于《人民日报》，该报还在《编后》中告诫："民间单方在经过科学分析、实验和研究鉴定后再进行推广，才能对人民健康有所保证！"

同年11月，《人民日报》社论要求，"必须组织人力把这些民间药方分门别类地加以整理，并进行研究和鉴定"。说明当时已注意到，不经过细致的研究整理和验证就大事推广，是不妥当的。必须本着认真负责的态度，进行去粗取精和去伪存真的工作。

之后很长的时间里，全国各地整理出版的献方集基本遵循此原则，对药方的可靠性和有效性进行把关，不再一味追求多和全。如江西省中医药研究所整理出版的《锦方实验录》仅"精选了附有治验的 255 方"。

单方、验方、秘方既然多年来不断传承并在民间得以运用，必然有其独特的治疗价值，我们理应重视并将其传承推广下去。所以本套丛书按照常见疾病对献方进行分类归纳，相较当时对药方按照地域划分的方式，明显现在的编排更方便读者查找使用。

本着对献方者的尊重，方中的计量单位仍保留原样（多为钱、两），不予以修改。

中医"法可定，方无穷"，尽信方不如无方，故读者在查询使用时尽量能咨询相关专家，辨证论治与专病专方相结合。当然在本套丛书的编纂过程中，我们将含有毒性药物、国家现已明确规定不能使用药物的药方，以及带有明显迷信色彩的药方均一一进行剔除，希望能尽量保证本套书中献方的安全性和有效性，也希望这些目前看来仍不为大众熟知的单方、验方、秘方能早日为人民健康作出应有的贡献。

本套丛书从开始四处搜集资料到终于成书面世，历时近十年！原始资料的搜集、翻拍，对大量资料内容的进一步甄别、整理，每一册书中所收录验方的删选、归类，药物剂量的逐一核实，都花费了大量的时间和人力。在此，还要特别感谢提供资料的刘小军，不厌其烦整理内容、调整版式的郑杰，以及在成书过程中给予很多建议和方案的学苑出版社陈辉社长，感谢他们多年以来的支持和付出！

最后，希望这套颇具特色的验方系列丛书，能发挥出它们独特的治疗价值，并能得到应有的重视和广泛的传播！

学苑出版社　付国英

2019 年 6 月 11 日

目　　录

一、月经不调

　　月经不调是月经病中最常见的疾病，指月经的期（周期、经期）、量出现异常，包括月经先期、月经后期、月经先后不定期、经期延长和经量过多、经量过少。

　　月经不调多因外感六淫，七情所伤，或先天禀赋不足，房劳多产，劳逸失度，饮食不节，跌仆损伤等原因，使机体正气不足，气血失调，冲任受损而致。

【主治】　一月经来数次。

【方药】　红釉二钱

【用法】　炒干研末，老酒冲服。

【出处】　长泰县卫星社江都连泰山（《采风录》第一集）。

【主治】　月经不调。

【方药】　真珠菊（全株）一至二两

【用法】　黄酒二至四两，再加淡菜四两，煎服，或同鸡炖服更佳。

【出处】　福州市升平社十四号王习芦（《福建省中医验方》第四集）。

【**主治**】　月经不调（腹痛、腰痛、月经错前错后，每月数次者均效）。

【**方药**】　香附二十两

【**制法**】　上药分作五份，每份四两。四两用醋炒，四两用盐炒，四两用酒炒，四两用童便炒，四两用土炒，各炒至无黄心为度。然后共为细末，面糊为丸如弹子大。

【**用法**】　每早晚各服一次，每次服四丸，酩醿酒或开水送下，至多两料，月经自调。

【**出处**】　商专陈钊德（《河南省中医秘方验方汇编》续二）。

【**主治**】　脱发。

【**症状**】　①虚热脱发，脾虚血热，称糠性脱发。②受惊脱发（成片脱发，称为"鬼剃头"）。③妇女血虚脱发，连续不断脱落。

【**方药**】　方一：加味六味地黄丸（主治妇女血虚脱发）。熟地八钱　山萸四钱　山药四钱　丹皮三钱　泽泻三钱　茯苓三钱　五味子一两　共为细末，炼蜜为丸，每丸三钱。早晚各服一粒，开水送下。

方二：洗剂（三种症型都适用）。祁艾三钱　菊花三钱　薄荷二钱　防风三钱　藁本三钱　藿香二钱　甘松三钱　蔓荆子三钱　荆芥三钱　水煎一剂，洗四次，每日一次，多洗则收效快。

方三：保真丸（主治血虚受惊脱发）。当归一两　川芎八钱　杭菊一两　天麻八钱　羌活八钱　熟地二两　木瓜六钱　菟丝子二两　共研细末，炼蜜为丸，每丸三钱，饭后服。

【治验】 ①张福贵，男，山西省太原市人民医院炊事员。病历号：10320。脾虚血热脱发，头发如糠性脱落。内服保真丸三剂，外用洗剂八剂，头发全部生长，痊愈。②张步振，男，50岁，山西省太原市人民医院放射员。受惊脱发，患者头发成片状形脱落。内服保真丸四剂，外用洗剂十二剂。治疗两个月，痊愈。③赵芝凤，女，24岁。病历号：24791。血虚脱发，患者头发连续不断脱落。内服加味六味地黄丸一剂，外用洗剂十剂，完全治愈。

【出处】 山西省太原人民医院张瑄（《山西省中医验方秘方汇集》第三辑）。

【主治】 月经不调（错前错后或一月两次，或来一次十天半月不止，或数月一次，或疼或不疼，或带下赤白）。

【方药】 西瓜秧四两

【制法】 晒干为末，和入红糖半斤，分作三付。

【用法】 每晚睡时开水送服一付，特效。

【出处】 商专王家增（《河南省中医秘方验方汇编》续二）。

【主治】 妇女经血不调，小肚胀痛。

【方药】 酒洗丹参四两

【用法】 水煎服。每日早晚空腹温服两次。

【提示】 丹参用量较大，用时宜酌减。

【出处】 陵川县周克宽（《山西省中医验方秘方汇集》第二辑）。

【主治】 月经不调，小腹急痛。

【方药】 百草子一两（即狗尾草）

【用法】 研细，体实者煎水服，体弱者煎酒服。

【提示】 本方也适于小儿惊风。此外还可以用此草秆穿通鱼鳞痣，即枯萎脱落。

【出处】 傅仙盛（《中医名方汇编》）。

【主治】 月经不调。

【方药】 棉花籽半斤

【用法】 炒焦研末，分为十四包。每早晚各服一包，开水少许加红糖送服。

【出处】 西宁铁路医院（《中医验方汇编》）。

【主治】 月经不调。

【方药】 大黄一斤

【制法】 分为四份。酒浸一份，盐水浸一份，童便浸一份，醋浸一份，均晒干为末，蜜制成丸。

【用法】 每早空心服二钱，开水送下。

【出处】 赵清理（《河南省中医秘方验方汇编》）。

【主治】 月经不调。

【方药】 丝瓜瓤子

【用法】 焙干后研末，加红糖三钱内服。

【出处】 西宁铁路医院刘国荣（《中医验方汇编》）。

【主治】 月经不调。

【方药】 对月草（徐长卿）根五钱

【制法】 煮甜酒或炖肉。

【用法】 内服。

【出处】 彭润清（《贵州民间方药集》增订本）。

【主治】 月经不调，超前错后。

【方药】 益母草 青糖

【制法】 把益母草熬成像饴糖样的软糕状，用三分之二的益母糕，加三分之一的青糖，搅匀，放在干净的瓶子里。

【用法】 每日早晚各服一酒盅。

【出处】 怀安县章素芬（《十万金方》第一辑）。

【主治】 月经不调。

【方药】 四楞蒿（益母草）三两 打子后黄萝菔栽子（即黄萝菔打子以后的老根）一两

【用法】 水煎服。

【治验】 有妇女经期来潮时服用三次即愈。

【出处】 沽源县王焕章（《十万金方》第一辑）。

【主治】 经血不调或崩漏，下肢疼痛或经闭。

【方药】 地锦草半斤 红糖不拘多少

【用法】 将地锦草用水洗净剪寸许，浸红糖，当茶日饮之。

【出处】 安国崔章宋殿勋（《祁州中医验方集锦》第一辑）。

【主治】 月经不调，一月来数次。

【方药】 五灵脂一两　蒲包一个

【制法】 将五灵脂炒烟尽为止，蒲包烧灰存性共为末。

【用法】 每服三钱，红糖水送下，日服三次。

【出处】 商专高锡芳（《河南省中医秘方验方汇编》续二）。

【主治】 月经不调，白带过多。

【方药】 乌骨母鸡一只　鲜土茯苓一斤

【用法】 清水炆烂，勿入盐，淡食而愈。

【出处】 叶钟臣（《崇仁县中医座谈录》第一辑）。

【主治】 妇女月经不调。

【方药】 益母草八钱　红糖二两

【制法】 月经错前，加酒芩三钱；错后，加当归五钱，生姜二钱为引。

【用法】 水煎成汤，日服两次，连服三天。

【出处】 西安市中医进修班边德懋（《中医验方秘方汇集》）。

【主治】 调经。

【方药】 黄香六钱　银朱五分

【制法】 溶化为丸，如豌豆大。

【用法】 同上药一齐服一丸。

【出处】 秦光仁（《河南省中医秘方验方汇编》）。

【主治】 月经不调。

【方药】 红白鸡冠花各三钱

【制法及用法】 水煎，月经前服。如有痛经者，加甜酒一小杯，当痛时服。

【禁忌】 禁生冷。

【提示】 鸡冠花有调经作用，经痛佐以甜酒，以增强其行滞气、调血行之功用。

【出处】 廖宾甫（《成都市中医验方秘方集》第一集）。

【主治】 妇女气郁不通，月经来时差前错后。

【方药】 对月莲（元宝草）五钱 大苋菜三钱

【制法】 以烧酒二两，热浸一天。

【用法】 内服酒浸液，一次服用。

【出处】 王俊夫（《贵州民间方药集》增订本）。

【主治】 妇女经血不调。

【方名】 坤草朱砂丸

【方药】 坤草一两 没药五分 朱砂五分

【制法】 将药共研细末，蜂蜜为丸，每丸三钱。

【用法】 每天服二次，黄酒送下

【治验】 1951 年本县新庙村患者刘建义，女性 28 岁，患月经不调服本方即愈。

【出处】 康保县章志刚（《十万金方》第一辑）。

【主治】 月经不调或停经。

【方药】 丹参一两 当归五钱 川芎一钱半

【用法】 水煎服。

【出处】 宁乡县中医刘维干（《湖南省中医单方验方》第一辑）。

【主治】 月经不调。

【方药】 大黄六钱　红曲三钱　藏红花一钱

【制法】 共为细末，以 6% 的碱水溶化为丸，如绿豆大。

【用法】 每服五钱，开水送下。

【出处】 秦光仁（《河南省中医秘方验方汇编》）。

【主治】 月经不调。

【方药】 夜关门　充蔚子　香附子各二两

【制法】 泡酒。

【用法】 分次内服。

【出处】 向尊荣（《中医采风录》第一集）。

【主治】 月经不调。

【方药】 制香附一两　醋炒丹参二两　益母草三两

【制法】 共研细末，炼蜜为丸。

【用法】 每早晚各服三钱，温酒送下。

【出处】 鄂城县（《湖北验方集锦》第一集）。

【主治】 月经不调。

【方药】 蕲艾三钱　益母草三钱　红花三分

【制法】 开水泡。

【用法】 当茶喝，从月经来时服至月经止，以月经正常为度。

【出处】 建始县（《湖北验方集锦》第一集）。

【主治】 月经不调，来时腹痛，错前错后。

【方药】 当归一两　益母草一两　茜草五分　红糖四两

【制法】 用黄酒三斤，将以上药品浸入渍泡（冬日泡二十天，夏日泡十五天）。

【用法】 每天早晚各服药酒三杯（一二料可愈）。

【出处】 洛专吴春铭（《河南省中医秘方验方汇编》续一）。

【主治】 月经不调。

【方药】 桑寄生五钱　生扁柏三钱　龙眼肉十一粒　烧酒二杯

【制法】 上三味水煎，去渣取汁，兑入烧酒。

【用法】 一剂分二次，早晚空心温服。

【出处】 孝感专署（《湖北验方集锦》第一集）。

【主治】 月经不调，白带多。

【方药】 黑矾二斤四两　醋三斤　血力花二两　朱砂三两

【制法】 将黑矾和醋放锅内，用桑柴烧滚数沸，即用武火煮干，取出同血力花、朱砂碾为细末，熟枣肉和为丸，如豌豆大。

【用法】 每日早饭前服七丸，晚上睡前服八丸；服过三天后，每次添一丸，添到早服十八丸，晚服二十丸为止，不添不去，再服十天后，才渐次向愈（轻病四两，重病一斤可愈）。服时用温红花酒送服（红花酒即是用红花五钱，黄酒二斤泡成者）。

【禁忌】　冷食、大蒜、白糖、腥荤。

【出处】　遂平张瑞亭（《河南省中医秘方验方汇编》续二）。

【主治】　月经不调。

【方药】　当归一两　川芎一两　赤芍一两　广木香一两

【制法】　共为细末，水丸如绿豆大。

【用法】　每服三钱，益母草五钱煎汤送下，如肚痛加桃仁、红花为引，不妊娠者黄酒送服，经行后期受寒则米汤送服。

【出处】　尉氏潘世熏（《河南省中医秘方验方汇编》续二）。

【主治】　经期不准，行经困难。

【方药】　山甲五钱　广木香三钱　红花一两　陈皮二钱　红糖四两

【制法】　上药为细末，红糖化水，和药分作十四份。

【用法】　每服一份，每日服二次，开水送下。

【提示】　服上药后，有受孕可能。

【出处】　密县郭锡三（《河南省中医秘方验方汇编》续一）。

【主治】　月经不调。

【方药】　乌药—钱半　香附三钱　陈皮—钱　苏叶—钱　干姜七分

【用法】　水煎服。

【出处】　江西上犹李声迎（《中医名方汇编》）。

【主治】　经脉不调。

【方药】　全当归半斤　川芎四两　血竭花—两　川军十两　百草霜四两

【制法】　共为细末，醋糊为丸。

【用法】　每早晚服二钱，开水送下。

【出处】　李富春（《河南省中医秘方验方汇编》）。

【主治】　月经不调。

【方药】　益母草半斤　当归　川芎　赤芍　广木香各—两

【制法】　上药用甜酒泡。

【用法】　每日早晚，分服一酒杯。

【出处】　鄂城县（《湖北验方集锦》第一集）。

【主治】　经期不准，面部浮肿。

【方药】　皂矾四两　红花—两　砂锅底（研末）四两　红糖四两　麦面四两　南瓜子（去壳）五钱

【制法】　共为末，碗盛蒸两小时，乘热为丸桐子大。

【用法】　每服二钱或三钱，饭前服，日服三次，服后要休息，以防呕吐。

【提示】　方中皂矾量嫌重，所以服后有呕吐可能，应酌量减少皂矾量，使服后无呕恶情况为妥。

【出处】 东明尹汝汉（《河南省中医秘方验方汇编》续一）。

【主治】 月经不调。

【方药】 红花二钱 桃仁二钱 当归二钱 白芍二钱 甘草二钱 党参二钱

【用法】 水煎服。

【出处】 江西东乡（《中医名方汇编》）。

【主治】 月水不调，心腹疼痛。

【方药】 当归 川芎 熟地 白术 丹皮 地骨皮各二钱

【用法】 水煎服。

【出处】 丰宁县徐化玉（《十万金方》第十辑）。

【主治】 调经及月痼疾（产后瘀血裹精）。

【方药】 大黄二两 血竭花五钱 红花五钱 桂南五钱 广木香三钱 黄酒若干

【制法】 先将大黄研末另包，再将四味共为细末，黄酒放铜锅内煮开，入大黄末，在锅内煮成黄色，取出和上四味药末为丸。

【用法】 每服三钱，黄酒引。

【提示】 服后有肠鸣。轻者七日，重者十四日全愈。

【出处】 刘云芳（《河南省中医秘方验方汇编》）。

【主治】 各种月经不调。

【方药】 鹿角霜　泽兰　云苓　六曲　广皮　青皮各等分（分量可酌情使用）

【制法】 共为细末。

【用法】 每服二钱。

【出处】 商专牛臣凡（《河南省中医秘方验方汇编》续二）。

【主治】 月经不调，脐腹作痛。

【方药】 当归五钱　白芍三钱　刘寄奴三钱　没药一钱半　枳壳二钱　元胡二钱

【用法】 水煎服。

【出处】 阳城张瑞珍（《山西省中医验方秘方汇集》第三辑）。

【主治】 老妇血崩，经血复行。

【方药】 台参六钱　山药一两　白术六钱　白芍六钱　云苓六钱　龙骨四钱　牡蛎四钱　海螵蛸三钱　黑芥穗三钱　杜仲炭三钱　甘草二钱

【用法】 清水煎服。

【治验】 张乡村韩凤熬之妻，年六十七岁，四剂而愈。张乡村阎花子之妻，年五十四岁，服三剂而愈。明官店刘志之妻，年五十九岁，服三剂而愈。明官店韩琴国，年五十五岁，服二剂而愈。以上四人都患经血连连不断之症。

【出处】 安国县明官店李秉衡（《祁州中医验方集锦》第一辑）。

【主治】 妇人年老，经断复来，并老年妇女赤白带下。

【方药】 人参 黄芪 熟地各一两 白术 当归 山萸 香附各五钱 阿胶 黑芥穗 甘草各一钱 木瓜炭二钱

【用法】 水煎，徐服之。

【出处】 隆化赵振元（《十万金方》第十辑）。

【主治】 妇女气血不调。

【方药】 益母草 月月红 伸筋草 舒筋草 大血藤 血木通 白花草 泥秋串

【用法】 用量斟酌病情使用。水煎服，日服三次。

【提示】 本方主要是通经活血。妇女月经愆期，或时超前，或时错后，或时并月行，时腹疼、腰疼等，均宜服之。

【出处】 古松廷（《成都市中医验方秘方集》第一集）。

【主治】 月经不调，赶前错后，头晕胸满。

【方药】 当归身三钱 干姜二钱 苏叶三钱 陈皮四钱 台乌药三钱 香附一两 甘草一钱

【用法】 水煎服。

【出处】 商都常东才（《十万金方》第一辑）。

【主治】 室女月经不调，发热咳嗽，困倦无力。

【方药】 当归四钱 熟地三钱 赤芍三钱 柏仁一钱 泽泻三钱 川膝三钱 续断三钱 卷柏三钱 甘草二钱

【用法】 水煎服。

【出处】 滦县张瑞灿（《十万金方》第十辑）。

【主治】 月经不调。

【方药】 久制地黄二钱　当归身六钱　酒杭芍一钱五分　酒川芎五钱　制香附二钱五分　元胡索五钱　缩砂仁二钱　抱木神二钱　生北芪五钱

【用法】 研为细末，调蜜为丸，每次服两钱。

【出处】 莆田县广禅（《福建省中医验方》第三集）。

【主治】 月经不调。

【方药】 生地二两　当归一两　白芍二两　川芎五钱　丹参四两　黑栀三钱　丹皮二两　知母二两　黄柏二两　益母草六两　炒香附四两

【用法】 研末，调蜜为丸，每次服两钱。

【出处】 莆田县广禅（《福建省中医验方》第三集）。

【主治】 月经不调。

【方药】 酒当归一两五钱　酒白芍一两五钱　川芎七钱五分　酒生地一两五钱　白茯苓一两　陈皮一两　白术二两五钱　青皮七钱五分　半夏一两　炒枳实七钱五分　木香二钱五分　香附一两　槟榔五钱　炒萝卜子五钱　醋三棱一两五钱　醋莪术一两五钱　桃仁五钱　红花五钱　干漆（炒烟尽）五钱　琥珀五钱　硇砂（为末，瓷器内煨过）五钱

【用法】 共研细末，醋拌面糊为丸，如梧桐子大。每服三钱，开水送下。

【出处】 长泰县税务局陈一挺（《福建省中医验方》第四集）。

【主治】 月经不调（忽多忽少、忽前忽后，经色异常，或有癥块）。

【方药】 当归一两 川芎一两 白芍一两 熟地一两 香附十两 三棱八钱 文术八钱 红花一两 苏木一两 干漆八钱 西吉四两 桃仁一两 生地一两 祈艾八钱

【制法】 上药共为细末，水丸绿豆大。

【用法】 每服二钱，开水送下，每早晚各服一次，七日见效。

【禁忌】 孕妇忌服。

【出处】 登封张耀先（《河南省中医秘方验方汇编》续一）。

【主治】 月经不调，骨蒸潮热，口苦发渴，午后气胀，经血色淡，或隔月一见，或年余不见。

【方药】 归身五钱 炒川芎五钱 红花一钱半 生地二钱 知母二钱 川贝母二钱 生干姜二钱 炒蒲黄三钱 冬花三钱 三七参三钱 丹参一两半 炙甘草二钱 蜂蜜六两

【制法】 上药为末，炼蜜为丸，二三钱重。

【用法】 每次服一丸，一日三次，饭前开水送下。

【加减】 口渴，加生地三钱，寸冬三钱；午后气胀，加陈皮三钱，砂仁二钱；腹痛，加肉桂一钱，灵脂三钱。

【提示】 服药几日后，口内渴时，中午减服一次。十日后饮食增进者，为好的现象。

【出处】 洛专王喜廉（《河南省中医秘方验方汇编》续一）。

【主治】 月经不调（错前错后，或经闭），并治产后瘀血断早，气块、寒块、血块、食块、产后病及男子痞块等病。

【方药】 郁金三钱　桃仁（炒）三钱　枳实（炒）四钱　当归三钱　瞿麦三钱　三棱三钱　莪术三钱　生蒲黄四钱　五灵脂三钱　青皮四钱　红花三钱　赤芍四钱　陈皮三钱　乌药三钱　元胡四钱　大白三钱　乳香（炒）三钱　香附子（炒）五钱　没药（炒）三钱　木香四钱　沉香一钱　党参三钱　丹参三钱　坤草四钱　阿胶三钱　血竭花二钱　二丑（炒）八两　大黄（半生半酒炒）一斤

【制法】 共为细面，用小米煮半熟，水泛为丸，用生蒲黄、血竭花为衣。

【用法】 每次服五钱，于晚间空心服，次日早泻二次为原则。若泻过多者减药，不泻者次服增药，服时以下列药物作引，煎汤送下。

1. 经前期：生地三钱　骨皮三钱　天冬二钱　黄柏二钱

2. 经后期：瞿麦二钱　丹参三钱　泽兰三钱　香附三钱

3. 断经（经闭）：元胡三钱　红花二钱　莪术二钱　熟地四钱

4. 气块：香附四钱　神曲二钱　木香二钱　台乌药三钱

5. 寒块：肉桂一钱　炮姜二钱　吴萸子三钱　附子二钱

6. 血块：三棱二钱　郁金四钱　桃仁二钱　川芎三钱　灵脂二钱

7. 食块：大白二钱　麦芽三钱　鸡内金四钱　香附三钱

8. 男子痞块：山甲四钱　白术二钱　三棱三钱　莪术三钱

9. 产后瘀血断早：童便或酩酼酒冲服，分量可减为三至四钱。

【禁忌】 服后忌生冷、大肉、怒气。

【提示】 本方是太康李家八世秘方。

【出处】 商专进修班（《河南省中医秘方验方汇编》续二）。

【主治】 月经不调（胁下疼痛）。

【方药】 川芎二钱 当归三钱 白芍三钱 青皮二钱 柴胡二钱 三棱二钱 西茴二钱 木香一钱五分 砂仁二钱 枳壳二钱 乳香二钱 广皮三钱 香附二钱 甘草一钱 红花二钱

【制法】 水煎。

【用法】 内服。

【出处】 商专牛臣范（《河南省中医秘方验方汇编》续二）。

【主治】 月经不调，行经时，腰腹疼痛。

【方药】 川芎二钱 当归三钱 白芍三钱 红花二钱 文术二钱 元胡二钱 青皮三钱 老木香一钱五分 川断二钱 杜仲三钱 党参二钱 甘草一钱

【制法】 水煎，兑酒一盅。

【用法】 内服。

【出处】 商专牛臣范（《河南省中医秘方验方汇编》续二）。

【主治】 月经不调（由于怒气伤肝，胁下痛）。

【方药】 当归三钱 老木香一钱五分 橘红二钱 青皮三钱 柴胡二钱 白芍三钱 天台乌二钱 枳壳二钱 官桂二钱 沉香一钱 香附二钱 甘草一钱 西茴二钱

【制法】 水煎。

【用法】 内服。

【出处】 商专刘臣范（《河南省中医秘方验方汇编》续二）。

【主治】 月经不调，两胁疼痛，坐卧不安。

【方药】 当归二钱 柴胡二钱 青皮三钱 竹沥二钱 白芥子三钱 胆草二钱 天台乌二钱 橘核仁二钱 干姜一钱 香附二钱 砂仁二钱 老木香一钱五分 甘草一钱 广皮三钱

【制法】 水煎。

【用法】 内服。

【出处】 商专牛臣范（《河南省中医秘方验方汇编》续二）。

【主治】 月经不调。

【方药】 当归（酒洗）一钱五分 陈皮七分 川芎八分 白芍（酒炒）一钱 元胡（酒炒）七分 大熟地一钱五分 吴茱萸（滚水泡去黑水，去蒂梗，酒炒）二分 香附（酒炒）一钱五分 云苓八分 丹皮七分

【制法】 水一碗，煎八分。

【用法】 空心温服，渣再煎，临卧时服。经行时连用四剂，次月再服四剂，则经调可受孕。

【加减】 经行先期色紫者，加条芩一钱五分（酒炒）；经行后期色淡者，加官桂五分，炮姜五分，艾叶五分（醋炒），生姜引。

【提示】 本方稳妙，百发百效。

【出处】 商专刘柏苍（《河南省中医秘方验方汇编》续二）。

【主治】 妇女行经或多或少，或前或后，经来腹痛，血色不正。

【方药】 当归一两半　川芎三钱　醋香附三钱　醋元胡三钱　醋郁金二钱　南红花一钱　阿胶珠三钱　吴萸子二钱　鸡血藤四钱　桃仁一钱半　炒白芍四钱　紫苏二钱　大熟地五钱　炙甘草一钱　生姜大枣引

【用法】 水煎服。

【禁忌】 忌食寒冷食物。

【出处】 榆社县刘海明（《山西省中医验方秘方汇集》第二辑）。

【主治】 月经不调。

【方药】 泽兰四钱　柏子仁三钱　茺蔚子三钱　熟地二钱　当归三钱　川芎二钱　粉丹皮三钱　红花二钱　益母草四钱　甘草一钱

【用法】 用水煎服。月经前服二剂，月经后服二剂。

【出处】 奉节县李静山（《四川省医方采风录》第一辑）。

【主治】 月经不调，兼治崩、漏、淋、带。

【方名】 调经方

【方药】 秦归须四钱（用小茴香一钱拌，炒黑）　淡苁蓉四钱　枸杞（炒黑）四钱　鹿角霜三钱　紫石英四钱　沙苑蒺藜四钱　杭巴戟四钱　杜仲（炒）六钱　龟板六钱

【用法】 水煎服。

【提示】 本方皆温养肝肾之品，对月经不调有一定效果。据献方人称：此方基于孙思邈调理奇经九法，药味辛润温通，无偏寒偏热之弊。方中以鹿角霜温督脉之气，石英补冲，龟板通任，秦归补带，枸杞、蒺藜、巴戟、杜仲皆培养肝肾之品，因奇脉本于肝肾耳。

历观前肾调经方，用四物汤者，十居八九；本方只取四物中秦归一味，不用其余三味者，用意即在此。

【出处】 王镜缘（《成都市中医验方秘方集》第一集）。

【主治】 调经验方。

【方药】 熟地　当归各三钱　川芎　白芍　茺蔚　香附各一钱半　丹参　白术各三钱

【用法】 水煎服，连服三四剂，经水自调。

【加减】 经行先期色黑，加丹皮、山栀各三钱。经行后期色淡，加附子钱半，肉桂四分。经前小腹及腰疼痛者，加元胡、五灵脂各三钱。经后小腹及腰疼痛者，加党参、阿胶各三钱，吴萸一钱半。

【出处】 陈静安（《崇仁县中医座谈录》第一辑）。

【主治】 月经不调。

【方药】 西党参三钱　结云苓三钱　焦于术三钱　益母草三钱　香佩兰一钱半　泽兰叶一钱半　元胡索0　大川芎一钱半　秦当归三钱　制香附三钱

【用法】 煎两次，先后分服，连服四日，每日一剂。

【出处】 邹梧生（《崇仁县中医座谈录》第一辑）。

【主治】 月经不调，兼胀痛。

【方药】 归尾二钱 生地二钱 赤芍一钱半 五灵脂一钱 红花五分 香附二钱 桃仁一钱半 琥珀三分 苏木一钱 牛膝一钱 川芎一钱半

【用法】 研细末，砂糖为丸。每次服一钱，每日服二次，早晚服。

【出处】 江西上犹李声迎（《中医名方汇编》）。

【主治】 月经不调。

【方药】 归身三钱 九地三钱 杭芍三钱 艾叶一钱 元胡一钱半 白术三钱 云苓二钱 陈皮二钱 辽沙参一钱半 广木香引

【用法】 水煎服。

【出处】 康子南（《大荔县中医验方采风录》）。

【主治】 妇女月经不调，或前或后。

【方药】 党参四钱 当归五钱 焦术三钱 茯苓四钱 川芎三钱 炒白芍四钱 熟地四钱 甘草三钱 丹皮三钱 栀子三钱 柴胡四钱 薄荷三钱 荆芥三钱

【制法】 水煎。

【用法】 日服三次。

【加减】 如经血色淡者，去栀子加肉桂，色深者加重栀子。

【出处】 监利县（《湖北验方集锦》第一集）。

【主治】 月经无定期。

【方药】 定经汤：菟丝饼_{四钱} 酒芍_{三钱} 当归_{三钱} 五味_{一钱} 山药_{五钱} 茯苓_{三钱} 柴胡根_{五分} 炒芥穗_{二钱} 艾炭_{五分}

【用法】 水煎，食前服。

【禁忌】 生冷辣物。

【出处】 梨树县张锡林（《吉林省中医验方秘方汇编》第三辑）。

【主治】 一切月经不调、痛经等症。

【方药】 全当归 丹参 益母草 延胡索_{各等分}

【用法】 共研细末，蜜丸如梧桐子大，每服三钱，日二服，经期前服至经净为止。

【提示】 本方适用于血滞气阻而经不调，且有少腹疼痛者。

【出处】 民间验方（《浙江中医秘方验方集》第一辑）。

【主治】 妇女气血不足，月事不调，腰腿疼。

【方名】 当归地黄汤

【方药】 当归 川芎 杭芍 熟地_{各五钱} 人参 元胡 丹皮 生芪_{各二钱}

【用法】 水煎服。

【治验】 何文兰，女，28 岁，患经血不调，服本方三剂而愈。

【出处】 丰宁县徐化玉（《十万金方》第十辑）。

【主治】 月经不调。

【方名】 大温经汤

【方药】 当归 川芎 杭芍 人参 阿胶 桂心 吴
萸 寸冬 丹皮 姜半夏各二钱

【用法】 水煎服。

【治验】 张淑青，女，患经血不调，服本方二剂后痊愈。

【出处】 丰宁县徐化玉（《十万金方》第十辑）。

【主治】 妇女经血不调，月经赶前错后，行经腹疼，经
前发烧。

【方药】 丹参一两 当归 香附 黄芩各四钱 川芎 桃
仁 红花 元胡 吴萸 砂仁 丹皮 陈皮各二钱 赤芍 熟
地各三钱 甘草一钱

【用法】 月经第一天开始，服本方二三剂即止。轻者两
个月即调，重者三个月即调。

【治验】 杨某某，女，二十六岁，行经腹疼，月经不
调、赶前错后。用本方照法服之，两个月经周期后，经血自
调而愈。

【出处】 新河县杨金楹（《十万金方》第十辑）。

【主治】 主治妇女内有瘀血，经血不调，午后发烧等。

【方名】 血府逐瘀汤加味

【方药】 当归 生地 桃仁 红花 甘草 枳壳 赤
芍 柴胡 川芎 桔梗 牛膝 枯芩 丹皮 地骨皮各三钱

【用法】 水煎服。

【出处】 易县邓介臣（《十万金方》第十辑）。

【主治】 妇女经血不调，过期来潮色紫黑。

【方药】 红花三钱 丹皮三钱 青皮三钱 香附六钱 元胡二钱 当归五钱 川芎二钱 白芍三钱 生地四钱 桃仁二钱 甘草二钱

【用法】 清水煎服。

【出处】 伍仁桥医院张景贤（《祁州中医验方集锦》第一辑）。

【主治】 月经不调。

【方药】 熟地二钱 生地一钱五分 当归一钱 甘草六分 川芎六分 红花六分 丹参二钱 香附一钱 元胡一钱 桃仁六分 定经草一钱 炒白芍一钱

【用法】 水一碗六分，煎八分服。

【出处】 长泰县湖珠社洪文德（《采风录》第一集）。

【主治】 经水赶前错后。

【方药】 当归 红花 杜仲 坤草 生地各三钱 黑豆一把 红糖四两

【制法】 水煎，徐徐煨干。

【用法】 吃黑豆。

【出处】 曾德丰（《河南省中医秘方验方汇编》）。

【主治】 经脉不调。

【方药】 当归三钱 川芎三钱 老木香五钱 香附红花五钱 坤草五钱 鹿茸一钱 红糖半斤

【制法】 除红糖外余为细末，后用化开入药，以碗放入锅内，炖一小时取出。

　　【用法】　每早晚服二钱，开水送下。

　　【出处】　李海亭（《河南省中医秘方验方汇编》）。

　　【主治】　经脉不调。

　　【方药】　当归五钱　川芎四钱　乳香三钱　没药三钱　干姜三钱　蒲黄三钱　牛膝三钱　小黄草三钱　马鞭草四钱

　　【用法】　水煎服。

　　【出处】　杨国贤（《河南省中医秘方验方汇编》）。

　　【主治】　经脉不调。

　　【方药】　当归五钱　川芎三钱　酒芍三钱　熟地三钱　桂枝四钱　干姜四钱　贡胶二钱　半皮三钱　麦冬三钱　红花二钱　吴萸三钱　贝母一钱半　香附三钱　防风三钱

　　【用法】　水煎服。

　　【出处】　朱梅亭（《河南省中医秘方验方汇编》）。

　　【主治】　调经破块。

　　【方药】　西吉一两　二丑一两　西红花三钱　紫草茸三钱　广陈皮三钱　红曲三钱　四花青皮三钱

　　【制法】　共为细末，醋糊为丸，分为三十份。

　　【用法】　每隔一日早晚各服一份，用苏木酒浸一宿，煎汤送下。

　　【出处】　申玉华（《河南省中医秘方验方汇编》）。

【主治】 月经错前错后，忽多忽少。

【方药】 当归四钱 红花四钱 桃仁三钱 荆芥穗五钱 防风五钱 元胡四钱 灵脂四钱 香附六钱 坤草六钱

【制法】 上药共为细末，黄酒为丸，桐子大。

【用法】 每服二钱，空心服，黄酒加开水送下。

【出处】 濮阳王治国（《河南省中医秘方验方汇编》续一）。

【主治】 月经不调，头晕身懒，头身痛，心脏衰弱心跳。

【方药】 四物汤加川断 杜仲 桑寄生 党参 云苓 泽兰 远志 枣仁各三钱 黑豆一大把

【制法】 水煎。

【用法】 内服。

【出处】 商专牛臣凡（《河南省中医秘方验方汇编》续二）。

【主治】 妇女经血不调，白带下注，腰困腿酸，精神不佳。

【方药】 酒当归五钱 淡川芎二钱 醋祁艾一钱半 川郁金一钱半 灼白芍三钱 醋香附二钱 广木香八分 桃仁一钱 醋柴胡一钱半 益母草二钱 广陈皮二钱 玫瑰花二钱 生姜三片为引

【用法】 水煎。早晚各服一次，连服四剂，下月再服三剂。

【出处】 榆次王鼎三（《山西省中医验方秘方汇集》第二辑）。

【主治】 月经不调。

【症状】 面黄肌瘦，腰腿酸困，经期腹痛，久不受孕，五心烦热，咽燥口苦，头晕等症。

【方药】 当归五钱 川芎二钱 酒芍三钱 熟地三钱 香附三钱 醋吴萸一钱半 醋元胡二钱 丹皮二钱 陈皮一钱 红花二钱 茯苓二钱 炙草一钱半

【加减】 骨蒸烦热，加丹参、地骨皮各三钱；脾虚少食，加焦术三钱，砂仁一钱半；腰腿困，加杜仲二钱，川牛膝二钱；赤白带下，加山药五钱，芡实三钱；少腹冷痛，加菟丝子三钱，官桂一钱半；少腹热痛，加黄柏二钱，车前子三钱。

【用法】 月经来时，每日一剂，连服四剂。

【出处】 沁县申容舒（《山西省中医验方秘方汇集》第三辑）。

【主治】 妇人月经不调，属虚者。

【方药】 当归 川芎 赤芍 小茴 干姜 肉桂 玄胡 没药 五灵脂 蒲黄

【制法】 水煎。

【用法】 在行经期服（经止停服），如不愈，下月如法再服。

【出处】 王心一（《中医采风录》第一集）。

【主治】 经无定期。

【方药】 菟丝子一两 杭芍一两 当归一两 九地五钱 山药五钱 云苓三钱 柴胡五分 焦芥二钱

【用法】 水煎服。

【出处】 王慰初（《大荔县中医验方采风录》）。

【主治】 月经紊乱。

【方药】 酒炒当归三钱　酒炒白芍三钱　酒炒菟丝子一钱半　熟地四钱　炒山药三钱　茯苓三钱　黑荆芥一钱半　制香附一钱半

【用法】 每遇行经期，连服四剂，水煎服，连续服三至四个月。

【提示】 本方适用于肝肾阴虚、气滞血亏的月经紊乱。

【出处】 杭州市裘笑梅（《浙江中医秘方验方集》第一辑）。

【主治】 经期不按时，四肢无力，腹疼。

【方药】 当归三钱　白芍三钱　川芎三钱　生地二钱　元胡二钱　灵脂二钱　柴胡二钱　香附三钱　丹皮二钱　白术二钱　龟板二钱　山药三钱　萸肉三钱　附子一钱　肉桂一钱　茴香二钱　甘草一钱

【用法】 清水煎服。

【治验】 景中村张金花，36岁，服本方而愈。大定村张小菊，29岁，服本方而愈。

【出处】 焦庄乡郑世昌（《祁州中医验方集锦》第一辑）。

【主治】 月经不调，腹痛（身体不弱，饮食如常者）。

【方药】 当归三钱　川芎二钱　云苓二钱　白术（炒）二钱

香附（炒）四钱　元胡三钱　桃仁（炒）二钱　红花一钱　丹参二钱
故纸三钱　小茴三钱　广皮三钱　青皮三钱　桂南一钱　甘草一钱
酩酼酒一杯

【制法】　水煎。

【用法】　内服。

【出处】　商专许万成（《河南省中医秘方验方汇编》续二）。

【主治】　月经不调，瘀血不下，痞积，血积，周身疼痛。

【方药】　乳香三钱　没药三钱　血竭三钱　干漆炭三钱　儿茶三钱　广木香三钱　穿山甲三钱　桂南三钱　西吉四两　蒲黄二两

【制法】　共为细末，醋糊丸如核桃大。

【用法】　每次服两丸，一日服一次。

【出处】　西平朱继孔（《河南省中医秘方验方汇编》续二）。

【主治】　月经不调，腹内有痞块。

【方药】　白胡椒三钱　血竭花四钱　郁金（炒）三钱　乳香三钱　元寸（炒）二分　没药三钱　文术三钱

【制法】　上药共为末，装入一个猪膀胱内，再装大曲酒二斤，用线扎口，将膀胱摇动，使酒药混合均匀。

【用法】　将膀胱敷于痞块处，用带束住。如无痞块者，将膀胱束于肚脐上，七日后即消，轻者一次、重者二次即愈。

【提示】 元寸不宜炒。

【出处】 平兴杨青山（《河南省中医秘方验方汇编》续二）。

【主治】 午后潮热，经无定期，经来前后，腰酸腹痛，少腹胀满，头晕恶心，昏睡烦燥等症。

【方药】 九熟地一两 全当归四钱 酒川芎三钱 醋白芍四钱 醋元胡三钱 广木香三钱 制香附六钱 益母草八钱 缩砂王三钱 粉丹皮三钱 藏红花三钱 炙甘草四钱

【制法及用法】 以上药味，依法炮制，共研极细末，炼蜜为丸，每丸重三钱。每日早晚各服一丸，开水送下。

【禁忌】 生冷、房事。

【出处】 曲沃县刘皋九（《山西省中医验方秘方汇集》第二辑）。

【主治】 月经不调，腰腿疼痛，经期不准，行经腹痛，经色或黑或淡黄色。

【方药】 胜金丹：大九地 全当归（酒拌、晒） 白芍（酒炒） 杜仲（盐水炒） 川牛膝（酒浸） 香附子（醋、盐、姜汁、酒、水炒） 川芎（酒浸） 茺蔚子（炒） 白术（土炒） 丹参（酒炒）各等分 益母草八两

【用法】 将益母草水熬成膏，一碗，入蜂蜜。其余各药研细末，和益母膏内，炼蜜为丸，每丸重三钱，黄酒引送服。

【禁忌】 孕妇忌服。

【出处】 西宁药材公司马涌泉（《中医验方汇编》）。

【主治】 腰腿筋骨疼痛，或月经不调。

【方药】 养血汤：当归（酒洗）四钱　生地二钱　川牛膝（酒洗）三钱　秦艽二钱　肉桂二钱　杜仲（盐炒）三钱　防风三钱　川芎（酒洗）三钱　云苓三钱　甘草一钱半

【用法】 开水煎服，黄酒引。

【禁忌】 孕妇忌服。

【出处】 西宁药材公司马涌泉（《中医验方汇编》）。

【主治】 血虚劳倦，月经不调，腹胀。

【方药】 当归三钱　杭芍三钱　白术二钱　云苓三钱　柴胡二钱　粉丹皮二钱　川芎二钱　炒栀子二钱　炙草二钱　薄荷五分

【用法】 水煎，温服。

【出处】 王文汉（《大荔县中医验方采风录》）。

【主治】 月经不调，或前或后，或多或少，久不生子。

【方药】 当归三两　白芍二两　川芎一两　生地六两　熟地四两　山药二两　萸肉二两　丹皮一两半　茯苓一两半　泽泻一两半　坤草一两　栀子一两　白术一两半　香附六两

【制法】 共为细末，蜜和为丸。

【用法】 每次服五钱，每日服二次。灯心煎水送服，经前三日开始服。

【禁忌】 忌吃葱蒜绿豆。

【出处】 尉氏孙光训（《河南省中医秘方验方汇编》续二）。

【主治】 月经不调。

【方药】 乌药三钱　香附三钱　陈皮三钱　青皮二钱　当归三钱　白芍三钱　川芎二钱　熟地三钱　白术三钱　泽兰三钱　生草一钱

【用法】 水煎服。

【加减】 赶前者加生地、黄柏，延期者加附子、肉桂、干姜、苏叶，白带甚者加白及。

【出处】 阳城原雨传（《山西省中医验方秘方汇集》第三辑）。

【主治】 月经不调。

【方药】 全归八钱　川芎五钱　杭芍五钱　九地一两　沙参五钱　云苓八钱　泽泻四钱　菟丝五钱　香附五钱　白术五钱　炙草五钱　草石斛五钱

【制法】 研细末，炼蜜成丸，如绿豆大。

【用法】 每次服二钱，温开水冲下。

【出处】 孙林卿（《大荔县中医验方采风录》）。

【主治】 月经不调，腹痛。

【方药】 当归三钱　川芎三钱　熟地五钱　白术三钱　茯苓三钱　光条三钱　枣皮五钱　玄胡（酒炒）三钱　粉丹皮三钱　谷茴三钱　四制香附三钱　生姜三钱　红枣三钱

【制法】 水煎。

【用法】 每日一剂，分二次温服。

【出处】 恩施专署（《湖北验方集锦》第一集）。

【主治】 月经不调。

【方药】 吴萸一钱半 当归三钱 川芎二钱 白芍三钱 党参三钱 桂枝一钱半 阿胶三钱 粉丹皮一钱 半夏二钱 麦冬三钱 甘草（炙）一钱半

【用法】 水煎服，每日二次。

【出处】 熊长焱（《中医验方汇编》）。

【主治】 妇女月经不调，月经过多或胎漏。

【方药】 熟地五钱 当归四钱 川芎二钱 酒白芍三钱 阿胶三钱 炒艾叶二钱 炙甘草二钱

【制法】 水煎，去渣取汁，加入阿胶烊化。

【用法】 日服三次。

【出处】 恩施专署（《湖北验方集锦》第一集）。

【主治】 妇女气血虚弱，月经过多或不行。

【方药】 党参三钱 白术三钱 茯神三钱 远志二钱 枣仁三钱 炙甘草二钱 炙黄芪三钱 元肉三钱 当归三钱 广香八分

【制法】 水煎。

【用法】 日服三次。

【出处】 恩施专署（《湖北验方集锦》第一集）。

【主治】 经水不调，并治带下虚痛，手足软弱无力等症。

【方药】 熟地三钱 川芎二钱 煅牡蛎三钱 赤石脂二钱 当归三钱 香附三钱 志肉八分 海螵蛸三钱 白芍三钱 黄柏二钱 益母草三钱 黄芪二钱

【制法】 水煎。

【用法】　日一剂，三次分服。

【出处】　恩施专署（《湖北验方集锦》第一集）。

【主治】　月经不调。

【方药】　当归　法夏　党参　川芎　阿胶珠　麦冬
肉桂　白芍　丹皮　甘草各二钱

【制法】　共研细末。

【用法】　日服二次，每次服钱许，用开水送下。

【出处】　天门县（《湖北验方集锦》第一集）。

【主治】　月经不调，少腹胀痛。

【方药】　当归三钱　白芍二钱　柴胡一钱半　白术三钱　茯
苓二钱　香附三钱　丹参三钱　谷茴二钱　川楝子二钱　甘草一钱

【制法】　水煎。

【用法】　空腹，日服二次。

【出处】　大冶县（《湖北验方集锦》第一集）。

【主治】　月经不调，赤白带下，或黄带腥臭，白浊，白
淫，面黄肌瘦，腰痛腰酸，精神衰弱，心悸烦热。

【方药】　当归四两　赤芍二两　白芍二两　牛角腮一两　辽
沙参二两　牡蛎粉三两　枸杞子二两　白蒺藜二两　橘络一两　白
菊花一两　香附四两　佛手二两　于术三两　黄柏二两　黑豆三两
台党参三两　海螵蛸四两　石决明三两　桑螵蛸二两　玫瑰花一两
女贞子二两

【制法及用法】　共为细末水丸，如豌豆大，滑石为衣，
每服十五丸，重者二十丸。早晚各一次，空心白开水送下。

【禁忌】 生冷、油腻食物。服药时忌房事。

【出处】 代县张鸿恩（《山西省中医验方秘方汇集》第二辑）。

【主治】 经期不定，小腹时痛时止，寒热往来。

【方药】 九地三钱 白芍三钱 当归三钱 川芎一钱半 焦白术三钱 粉丹皮一钱半 元胡索一钱半 炙甘草一钱半 银柴胡一钱半

【用法】 水煎服。

【出处】 西宁市卫协李耀亭（《中医验方汇编》）。

【主治】 妇女经水不调，身胀痛。

【方药】 知母三钱 川贝四钱 陈皮醋炒二钱 红花一钱 广木香二钱 郁金二钱半 山药二钱 茯苓二钱 元胡二钱半 白芍二钱 百部四钱

【用法】 水煎内服。

【出处】 沔阳县（《湖北验方集锦》第一集）。

【主治】 月经不调。

【方药】 当归一两 川芎一两 熟地二两 红花三钱 香附一两 生地二两 丹参二两 白芍一两 茯苓一两 甘草三钱 党参五钱 白术五钱

【制法】 共研细末，炼蜜为丸，如梧桐子大。

【用法】 每服三钱，开水送下。

【出处】 鄂城县（《湖北验方集锦》第一集）。

【主治】 月经不调。

【方药】 当归三钱 白芍二钱 川芎一钱半 香附二钱 续断二钱 丹皮一钱 茺蔚一钱 胶珠二钱 熟地炭二钱

【用法】 水煎内服。

【加减】 先期有热，加黄芩二钱；血紫，加丹皮二钱；后期有寒，加肉桂；经前痛，加元胡、木香；经后痛，加党参、白术。

【提示】 忌一切寒凉凝滞之物。

【出处】 沔阳县（《湖北验方集锦》第一集）。

【主治】 月经不调。

【方药】 当归四钱 益母草四钱 卷柏三钱 川芎三钱 熟地三钱 泽兰三钱 红花二钱 杭芍三钱 童便为引

【制法】 水煎。

【用法】 内服。

【出处】 郧西县（《湖北验方集锦》第一集）。

二、月经错后

　　月经错后指月经较以往恒定周期延后七天以上，甚至四、五十日一潮，连续三个周期以上者。若偶尔延后三五天而无其他明显不适者，不作病论。

　　本病多因血寒、肾阳亏虚、血虚、气滞、痰阻导致。

　　【主治】　月经愆期。

　　【方药】　月季花十二朵

　　【用法】　煎服。

　　【加减】　如经色淡少，加当归；经色紫而胀痛，加山棱、莪术。

　　【出处】　湘阴县中医（《湖南省中医单方验方》第一辑）。

　　【主治】　月经推迟来潮。

　　【方药】　小血藤三钱　爬山虎二钱　红牛膝三钱

　　【制法】　酒四两浸泡。

　　【用法】　每次内服酒浸液一酒杯。

　　【出处】　胡玉森（《贵州民间方药集》增订本）。

【主治】 月经过期。

【方药】 茜草三钱　红糖一两　益母草一两半

【制法】 水煎。

【用法】 空心分二次服。

【出处】 大冶县（《湖北验方集锦》第一集）。

【主治】 妇女内有瘀滞，经水不按期而至，或数月一次。

【方药】 归尾三钱　赤芍二钱　桃仁二钱　红花二钱　元胡二钱　枳壳二钱　灵脂二钱　香附二钱　大黄三钱　沉香二钱　生地五钱　川芎二钱　甘草二钱

【用法】 水煎二次，早晚各服一次。

【出处】 涿鹿县马耀庭（《十万金方》第一辑）。

【主治】 经水迟至。

【方药】 四物汤加姜、桂（酌加附子、党参、贡胶、黄芪）

【制法】 水煎。

【用法】 内服。

【出处】 顾骏发（《中医采风录》第一集）。

【主治】 经行后期。

【方药】 吴茱萸三钱　生姜二钱　桂枝一钱半　法夏一钱半　寸冬一钱半　川芎二钱　当归三钱　粉丹皮一钱半　白芍二钱　党参二钱　阿胶（另包）二钱　炙草一钱半　红枣三枚

【制法及用法】 用水三茶杯，煎至一茶杯，清出去渣，饭前温服。隔三小时，渣再煎服。

【出处】 （《青海中医验方汇编》）。

【主治】 月经后期，色淡量少，腰酸痛。

【方药】 生鹿角二钱 台乌一钱 桂枝一钱半 川红花一钱 杜仲二钱 巴戟二钱 当归二钱 吴茱萸一钱半 白芍一钱半 炙草一钱半 炮姜一钱 艾叶一钱半

【制法及用法】 用水二茶杯，煎至一茶杯，清出，饭前温服。隔三小时，渣再煎服。

【出处】 （《青海中医验方汇编》）。

【主治】 经行后期，腰腹疼痛。

【方药】 天台乌一钱半 香附二钱 川红花八分 炒元胡一钱半 广皮一钱半 茯苓三钱 当归二钱 川厚朴一钱 桂枝一钱半 杜仲二钱 白芍二钱

【制法及用法】 用水二茶杯，煎至一茶杯，清出，饭前温服。隔三小时，渣再煎服。

【出处】 （《青海中医验方汇编》）。

【主治】 月经超期，来时腹胀，色先淡后黑。

【方药】 益母草三钱 紫菀一钱 陈艾二钱 鹅儿肠二钱 团经药二钱 阎王刺一钱 紫苏一钱 小血藤一钱 木通二钱 车前二至三钱 红糖一两

【制法】 加水三小碗，煎汤一小碗半。

【用法】 内服一剂，一日三次分服。

【出处】 马玉珍（《贵州民间方药集》增订本）。

【主治】　月经后期，由于血滞所致。

【方药】　当归三钱　白芍（酒炒）三钱　熟地五钱　香附（炒）三钱　川芎三钱　桃仁二钱　文术一钱半　木通一钱半　肉桂一钱半　红花一钱　炙草一钱

【制法】　水煎。

【用法】　内服。

【出处】　濮阳高世显（《河南省中医秘方验方汇编》续一）。

【主治】　经期后退。

【方药】　川芎一钱半　当归三钱　白芍二钱　熟地二钱　桃仁三钱　红花一钱半　香附二钱　莪术三钱　肉桂二钱　广木香三钱　元胡三钱　甘草一钱

【用法】　水煎服。

【出处】　博野医院傅定国（《祁州中医验方集锦》第一辑）。

【主治】　妇女经期错后，时有白带，小腹难受，腰背劳乏。

【方药】　茯苓二钱　焦白术四钱　怀山药三钱　薏米三钱　芡实三钱　白果仁二钱　赤石脂二钱　禹粮石三钱　煅龙骨二钱　牡蛎粉三钱　椿根皮三钱　大熟地五钱　炙甘草一钱半

【制法及用法】　用水二碗煎成一碗服之，每隔五天服一剂，连服三剂有良效。

【禁忌】　忌食寒凉食物。

【出处】　榆社县刘海明（《山西省中医验方秘方汇集》

第二辑）。

【**主治**】 月经错后，骨蒸发热，腹内血滞，食欲不振。

【**方药**】 全当归四两 川军八两 川芎四两 血力花八钱 芦荟二两 二丑三钱 红花八钱

【**制法**】 共为细末，水泛为丸，如桐子大。

【**用法**】 每早晨服六十至七十粒，苏木一两、红糖一两为引送下。

【**出处**】 尉氏朱凤楷（《河南省中医秘方验方汇编》续二）。

三、月经提前

　　月经较以往恒定周期提前七天以上，甚至一月两潮，连续三个周期以上者，称为"月经先期"。若偶尔提前三五天而无明显其他不适者，不作病论。

　　本病多由血热、气虚所致。

　　【主治】　月经提前，属血热者。

　　【方药】　当归一钱五分　艾叶一钱　香附一钱　白芍二钱生地一钱五分　阿胶一钱　川芎一钱　知母一钱　黄柏一钱五分

　　【用法】　水一碗四分，煎七分服。

　　【出处】　长泰县杨长发（《采风录》第一集）。

　　【主治】　经水早至。

　　【方药】　四物汤加粉丹、栀子、续断、地榆、黄芩、黄连、贡胶

　　【制法】　水煎。

　　【用法】　内服。

　　【出处】　顾骏发（《中医采风录》第一集）。

【主治】　先期行经，腹痛乳胀。

【方药】　当归八钱　川芎二钱　玄胡三钱　五灵脂三钱　香附一钱半　台乌一钱半　茺蔚子一钱半　丹参三钱　桃仁三钱　山楂肉三钱

【用法】　临经来时，连服三日，每日一剂，煎两次先后分服。

【出处】　陈静安（《崇仁县中医座谈录》第一辑）。

【主治】　经行早期。

【方药】　生地二钱　当归二钱　白芍二钱　川芎一钱半　黄芩一钱半　地榆二钱　阿胶二钱　栀子一钱半　粉丹皮二钱

【制法及用法】　用水二茶杯，煎至一茶杯，清出去渣，饭前温服。隔三小时，渣再煎服。

【出处】　（《青海中医验方汇编》）。、

【主治】　月经先期，量多色黑。

【方药】　清蒿二钱　地骨皮二钱　黄柏二钱　生地二钱　白芍二钱　茯苓三钱　阿胶（另包）二钱　牡丹皮二钱

【制法及用法】　用水二茶杯，煎至一茶杯，清出，纳胶溶化，饭前温服。隔三小时，渣再煎服。

【出处】　（《青海中医验方汇编》）。

【主治】　月经先期，量少色淡。

【方药】　黄芪四钱　当归三钱　白芍三钱　五味子一钱半　地榆二钱　白术二钱　棕皮炭三钱　杜仲三钱　炙甘草一钱半　阿胶（另包）二钱

【制法及用法】 用水二茶杯，煎至一茶杯，清出，纳胶溶化，饭前温服。隔三小时，渣再煎服。

【出处】 （《青海中医验方汇编》）。

【主治】 经期前赶。

【方药】 川芎一钱　当归三钱　白芍二钱　生地二钱　丹皮二钱　黄芩二钱　骨皮二钱　川贝一钱半　甘草一钱　白芷二钱

【用法】 水煎服。

【出处】 博野医院傅定国（《祁州中医验方集锦》第一辑）。

【主治】 月经先期或过期不净。

【方药】 黄芪三钱　党参三钱　当归三钱　白术二钱　柴胡二钱　升麻二钱　炒荆芥三钱　炒地榆三钱

【制法】 水煎。

【用法】 日服二次。

【出处】 恩施专署（《湖北验方集锦》第一集）。

四、月经忽来忽断

　　月经忽来忽断，一般多伴有疼痛，且疼痛时发时止，多因为肝气不舒，又遇寒袭所致。

　　【主治】　经水忽来忽断，时疼时止。

　　【方药】　当归五钱　川芎二钱半　酒白芍五钱　熟地三钱酒元胡一钱半　酒香附二钱　柴胡一钱　粉丹皮二钱　生草一钱

　　【加减】　如有白带者，加醋郁金二三钱。

　　【用法】　水煎空腹服。

　　【禁忌】　禁忌生冷。

　　【出处】　临县王生玫（《山西省中医验方秘方汇集》第三辑）。

五、经断复来

　　妇女自然绝经两年以上，又见阴道流血者，称"经断复来"，又称"老年经水复行"。

　　本病相当于西医学的绝经后出血。若由生殖道恶性病变引起的经断复来，应给予足够的重视。

【主治】　老年经行（俗称倒开花）。

【方药】　葫芦瓢一个　赤糖二两

【用法】　水煎服。

【出处】　广灵郭瑞庭（《山西省中医验方秘方汇集》第三辑）。

【主治】　妇人年过五旬，经断复来。

【方药】　扁豆花三钱　干茄子花三钱

【用法】　焙黄为末，黄酒冲服。

【出处】　深县（《十万金方》第十辑）。

【主治】　老妇血崩，经血复行。

【方药】　台参六钱　山药一两　白术六钱　白芍六钱　云苓

六钱　龙骨四钱　牡蛎四钱　海螵蛸三钱　黑芥穗三钱　杜仲炭三钱　甘草二钱

【用法】　清水煎服。

【治验】　张乡村韩凤熬之妻，年六十七岁，服四剂而愈。张乡村阎花子之妻，年五十四岁，服三剂而愈。明官店刘志之妻，年五十九岁，服三剂而愈。明官店韩琴国，年五十五岁，服二剂而愈。

【出处】　安国县明官店李秉衡（《祁州中医验方集锦》第一辑）。

【主治】　妇人年老，经断复来，并老年妇女赤白带症。

【方药】　人参　黄芪　熟地各一两　白术　当归　山萸香附各五钱　阿胶　黑芥穗　甘草各一钱　木瓜炭二钱

【用法】　水煎，徐服之。

【出处】　隆化赵振元（《十万金方》第十辑）。

【主治】　老年经水复行。

【方药】　党参一两　熟地一两　白术五钱　酒当归五钱　山萸五钱　阿胶一钱　焦芥穗一钱　酒香附五分　木耳炭一钱　贯众炭三钱　生草五分

【用法】　水煎服。

【出处】　万荣贾资本（《山西省中医验方秘方汇集》第三辑）。

【主治】　妇女年老经水复来，或崩漏不止。

【方药】　人参五钱　黄芪一两半　白术一两　熟地炭五钱

归身五钱　贡胶三钱　木耳炭二钱　黑芥穗三钱　南红花炭三钱
生甘草二钱　三七七分　黑豆五钱

【用法】　水煎服。

【出处】　高元县刘萝书（《十万金方》第十辑）。

【主治】　老妇经闭复来，心神不安，食欲不振，六脉细弱，精神疲倦。

【方药】　当归四钱　阿胶一钱半　辽沙参三钱　生口芪二钱半　焦白术二钱　炙草一钱　香附米一钱　木耳炭一钱　蒸山萸三钱　黑芥穗一钱　熟地炭一钱半

【制法及用法】　用水一大碗，煎至三分之二，每剂共煎两次。空心温服。

【禁忌】　劳怒，勿食油腻食物。

【出处】　清徐县王俊（《山西省中医验方秘方汇集》第二辑）。

六、经期延长

经期延长指月经周期正常，经期超过了七天以上，甚或两周方净者，又称"经事延长"。

西医的排卵功能失调性子宫出血病的黄体萎缩不全者、盆腔炎、子宫内膜炎、安置宫内节育器等均可导致经期延长。

【主治】　月经不断。

【方药】　陈莲房一个

【用法】　焙干研末，每晚服二钱，黄酒送服。

【出处】　西宁铁路医院（《中医验方汇编》）。

【主治】　经血不止。

【方药】　香附子一两

【用法】　先以醋炒，再开水煎浓后，加酒四两，冲入煎沸，去渣服之。

【提示】　不能饮酒者，酒用二两亦可。

【出处】　青田县陈吉丰（《浙江中医秘方验方集》第一辑）。

【主治】 妇人经水过多或过期不止。

【方药】 白术六钱　黄芪六钱　生龙骨六钱　生牡蛎六钱　川断四钱　生地四钱　白芍六钱　茜草四钱　海螵蛸四钱　芥穗炭三钱　杜仲炭三钱

【用法】 水煎服。

【治验】 韩姓之妻，五十二岁，血下不止，过多成块，服二剂而愈。

【出处】 陈殿卿（《祁州中医验方集锦》第一辑）。

【主治】 月经过期，出血不止。

【方药】 丹皮二钱　阿胶二钱　白芷二钱　白芍三钱　甘草一钱　五灵脂（炒）一钱半　白术二钱　当归二钱　生地二钱

【制法】 水煎，去渣取汁，加入阿胶烊化。

【用法】 内服。

【出处】 大冶县（《湖北验方集锦》第一集）。

【主治】 妇女经来续断无定者。

【方药】 当归一两　杭芍一两　熟地五钱　山药五钱　菟丝子（炒）一两　柴胡五分　茯苓三钱　芥穗二钱

【用法】 水煎服。

【出处】 深县（《十万金方》第十辑）。

【主治】 身体虚弱，经来过多，十余日不止，脉象细小。

【方药】 大熟地八钱　全当归三钱　炒白芍三钱　川芎二钱　黑芥穗一钱半　炒白术二钱　山萸肉二钱　川续断一钱　甘草一钱　贡胶三钱

【制法及用法】 水煎兑贡胶服，早晚各一次。

【出处】 灵丘县王室（《山西省中医验方秘方汇集》第二辑）。

七、月经过多

月经过多指月经周期正常，经量明显多于既往者，亦称"经水过多"。

西医的排卵型功能失调性子宫出血、子宫肌瘤、盆腔炎、子宫内膜异位症、安置宫内节育器等均可导致月经过多。

【主治】　月经过多。

【方药】　木贼草（炒）三钱

【制法】　水煎。

【用法】　一日量，二次温服。

【出处】　孝感专署（《湖北验方集锦》第一集）。

【主治】　妇女经行过溢。

【方药】　血余炭一钱

【制法】　研成细末。

【用法】　用酒吞服。

【出处】　杨济中（《贵州民间方药集》增订本）。

【主治】 崩漏。

【症状】 月经过多，崩漏不止。

【方药】 丹参一两 泽兰五钱 竹茹三钱 蕉芥穗三钱 阿胶三钱 焦艾三钱

【用法】 水煎温服。

【加减】 胸前发烧，加栀子三钱。

【出处】 万荣李岩山（《山西省中医验方秘方汇集》第三辑）。

【主治】 月经过多。

【方药】 调经汤：当归二钱 川芎三钱 白芍三钱 生地五钱 黄芩四钱 地榆（炒）五钱

【用法】 入水400毫升，煎至200毫升，每次服100毫升，一日二次。

【出处】 西宁中医院马海如（《中医验方汇编》）。

【主治】 月经过多，经期延长，或产后出血不止。

【方药】 当归三钱 西党一钱 蜜黄芪四钱 枣仁四钱 远志二钱 广皮二钱 茯苓三钱 广木香六分 枣皮三钱 阿胶（蒸兑）四钱

【用法】 煎服，每日一剂。

【出处】 省中医进修学校学员黄七步（《湖南省中医单方验方》第二辑）。

【主治】 子宫出血或月经过多。

【方药】 当归四钱 白芍三钱 炙龟板三钱 黄芩三钱 粉

丹皮三钱　黄柏一钱　棕炭四钱　香附一钱半　甘草一钱　阿胶三钱　龙骨三钱　牡蛎一钱

【制法及用法】　水煎服。另外将阿胶熟化兑服。

【禁忌】　辛辣食物。

【出处】　霍县朱紫贵（《山西省中医验方秘方汇集》第二辑）。

【主治】　妇人血崩、漏血、月经过多。

【方名】　加减归脾汤

【方药】　当归身三钱　杭白芍四钱　生地三钱　川芎三钱　党参三钱　白术四钱　黄芪三钱　茯神三钱　远志三钱　地黄炭一两　棕炭五钱　艾炭二钱　云苓炭三钱　侧柏炭三钱　甘草二钱

【制法】　水煎服。

【用法】　每日早晚各服一剂。

【出处】　滦县许正（《十万金方》第十辑）。

【主治】　月经过多，崩漏。

【方药】　当归三钱　丹皮四钱　牡蛎五钱　杭菊四钱　龙骨四钱　血余炭五钱　木香二钱　荆芥炭四钱

【制法】　水煎。

【用法】　日服三次。

【出处】　孝感专署（《湖北验方集锦》第一集）。

【主治】　妇女经行后期而来多者。

【方药】　杭芍一两　熟地一两　川芎五钱　焦术五钱　广桂五分　川断一钱　五味三钱　柴胡一钱半

【用法】 水煎服。

【出处】 深县（《十万金方》第十辑）。

【主治】 月经过多。

【方药】 当归五钱　川芎一钱　白术五钱　白芍三钱　荆芥三钱　续断二钱　甘草一钱

【制法】 水煎浓汁。

【用法】 日服二次。

【出处】 孝感专署（《湖北验方集锦》第一集）。

【主治】 月经不调，过多。

【方药】 九地三钱　白芍三钱　当归三钱　川芎一钱半　焦白术三钱　焦荆芥三钱　山萸肉三钱　川续断二钱　焦蒲黄三钱　炙甘草二钱

【用法】 水煎服，引入焦棕炭四钱。

【提示】 连服四剂后，气虚加人参三钱。

【出处】 西宁市卫协李耀亭（《中医验方汇编》）。

八、月经过少

　　月经过少指月经周期正常，经量明显少于既往，经期不足两天，甚或点滴即净者。

　　月经过少伴月经后期者，可发展为闭经。器质性病变者，病程较长，疗效较差。

【主治】　妇女月经过少。

【方药】　当归五钱　川芎一钱　白术三钱　白芍三钱　葵花一两

【制法】　水煎浓汁。

【用法】　日服二次。

【出处】　孝感专署（《湖北验方集锦》第一集）。

九、闭经

女子年逾十八周岁，月经尚未来潮，或月经来潮后又中断六个月以上者，称为"闭经"。前者称原发性闭经，后者称继发性闭经。有的少女初潮两年内偶尔会出现月经停闭的现象，可不予治疗。

本病属难治之症，病程较长，需要坚持积极治疗。

【主治】 经闭不行。

【方药】 糖坊熬糖锅粑

【用法】 研细末，水煎服。

【出处】 沽源县（《十万金方》第一辑）。

【主治】 妇女经闭，将成干血痨。

【方药】 啄木鸟一只

【用法】 置瓦上加火焙干，研为细末。每次服五钱，温黄酒送下，每日服一次。

【出处】 商都县王进财（《十万金方》第一辑）。

【主治】 经闭。

【方药】 蚕砂一两

【用法】 蚕砂经炒后浸红酒一斤，每日早上空心服一杯，不嗜酒者可酌减。

【出处】 长泰县后边社杨廷尊（《采风录》第一集）。

【主治】 经闭。

【方药】 牛腰一粒

【用法】 焙干研末，分二次冲米酒服，每月服一粒。

【出处】 长泰县古农社戴发智（《采风录》第一集）。

【主治】 断经，面色青黑，体瘦发热。

【方药】 猫衣胞一个

【制法】 焙黄为细末。

【用法】 黄酒或酩酼酒一二两冲服，特效。

【禁忌】 荤腥。

【出处】 商专郭东峰（《河南省中医秘方验方汇编》续二）。

【主治】 月经停闭。

【方药】 蚕砂三钱

【用法】 水酒调服。

【出处】 湘阴县中医（《湖南省中医单方验方》第一辑）。

【主治】 妇女月经闭绝，身痛。

【方药】 杉树油半酒杯

【用法】 上药晒干研末，炆公猪肉一斤，加红糖，分两次服。

【出处】 澧县中医覃仕如（《湖南省中医单方验方》第二辑）。

【主治】 经闭发热。

【方药】 紫花皮鸡蛋六个

【用法】 鸡蛋去黄用清，每个鸡蛋内装赤芍面三钱，蒸熟。每晚空心服下，两三日服完。

【治验】 北流罗安某某，十七岁，经闭三月，发热腹痛，照服六次愈。

【出处】 安国庞各乡医院安桂苍（《祁州中医验方集锦》第一辑）。

【主治】 经闭。

【方药】 绵羊怀胎时剥出来的小羊羔一只

【用法】 将羊羔晒干，以瓦片焙之，研面，黄酒四两送下，过五天后，经血即见。

【出处】 安国刘庄村刘玲儒（《祁州中医验方集锦》第一辑）。

【主治】 经闭。

【方药】 生熟大黄各五钱

【制法】 共为细面，米汤为丸如黄豆大。

【用法】 每服五钱。服后如尿血便血并不可怕；如便血过甚者，饮小米汤立止（最好在月经将来前服）。

【提示】 本方体虚者服时应斟酌。

【禁忌】　服药时忌吃盐和喝米汤，以及用冷水洗手脸。

【出处】　新专明秀山（《河南省中医秘方验方汇编》续二）。

【主治】　少妇三四个月经血不见。

【方药】　不长全毛的小猪（火炙，干轧为面）一个

【用法】　黄酒四两，温热送下。

【提示】　服药后小腹稍疼，不过一天经血即见。

【治验】　逊河江电工人之妻，三十岁，服本方而愈。

【出处】　庞各庄乡南章村刘桂山（《祁州中医验方集锦》第一辑）。

【主治】　妇女经闭。

【方药】　水杨柳五钱

【制法】　水煎。

【用法】　兑水糖或甜酒服，连服一周即愈。

【出处】　蒲济全（《中医采风录》第一集）。

【主治】　干血痨（经闭萎黄病）。

【方药】　第一产男孩的胎盘

【用法】　在瓦上焙干研末，冲黑糖水，内服。

【出处】　西宁铁路医院王氏（《中医验方汇编》）。

【主治】　妇女干血痨。

【方药】　野油菜

【制法及用法】　野油菜正开花时连根拔起，太阳晒干

为末，以黄酒或醪糟调服三钱，服后更加服烧酒一二杯，以助药力。但不吃酒者，不加亦可。每日三次，饭前服，以经通为度。

【提示】　本方得自民间，有通经作用且药力平和，可以使用。

【出处】　尹子铭（《成都市中医验方秘方集》第一集）。

【主治】　干血痨。

【方药】　虫白蜡树皮三钱

【制法】　成末。

【用法】　开水吞服。

【出处】　张素珍（《贵州民间方药集》增订本）。

【主治】　月经久闭。

【方药】　蚕砂四两

【制法】　将蚕砂炒半黄色，与适量老酒同煮。

【用法】　每次温服一酒杯。

【出处】　监利县（《湖北验方集锦》第一集）。

【主治】　妇女干血痨症。

【方药】　锯锯藤六钱

【制法】　研成细末。

【用法】　烧酒吞服，一日三次，每次二钱，连用三剂。

【出处】　陈仲寅（《贵州民间方药集》增订本）。

【主治】　妇女经闭不通之症。

【方药】　旧黄瓜秧（约七寸长）七枚　　分心木（即核桃内夹皮）二钱

【制法】　二味合煮水。

【用法】　清晨服用一煎，临卧时用服一煎，服用二十一天。

【出处】　张专涿鹿县岑效儒（《十万金方》第一辑）。

【主治】　妇女经闭，发寒热，将成痨瘵。

【方药】　凤眼草（即椿树上所结之荚子）一两　　红花二钱

【用法】　水煎，红糖五钱为引，一次服下。

【出处】　商都县史天保（《十万金方》第一辑）。

【主治】　干血痨。

【方药】　白凤仙花三钱　　川军三钱

【制法】　上二味研细末。

【用法】　开水冲服。

【治验】　三次即愈。

【出处】　沽源县曲广田（《十万金方》第一辑）。

【主治】　经闭。

【方药】　獭肝（烘干）三钱　　虻虫（晒干）七只

【用法】　研末，黄酒冲服。

【出处】　永定县郑缄群、郑国良（《福建省中医验方》第二集）。

【主治】 经闭。

【方药】 原蚕砂（炒干）五钱　鸡骨（炒煅）一勺

【用法】 炖老酒服。

【出处】 闽清县余朝卓（《福建省中医验方》第二集）。

【主治】 处女经闭。

【方药】 白鸽（去毛及内脏）一只　血竭（研细）一两

【制法】 将血竭装入鸽腹内用线缝口，黄酒、清水各半煮熟。

【用法】 吃鸽喝汤。

【出处】 商乐高登本（《河南省中医秘方验方汇编》续一）。

【主治】 干血痨。

【方药】 生地（熬膏）五斤　西藏红花（煎汁）一两

【制法】 膏汁共合一处。

【用法】 每次服五钱，早晚各服一次。

【提示】 本方太凉，如服后有溏泄反应即宜停服。

【出处】 商专毛慕文（《河南省中医秘方验方汇编》续二）。

【主治】 经闭。

【方药】 蚕砂（炒米黄色）二两　月月开二十朵

【用法】 用黄酒煎取汁，再将月月开放入酒内浸泡，每次酌量温服。

【出处】 威远县中医研究组（《四川省中医秘方验方》）。

【主治】 月经闭止。

【方药】 柏子仁三钱　猪肝六两

【用法】 猪肝切口，装入柏子仁，蒸熟当菜吃。

【出处】 西宁铁路医院（《中医验方汇编》）。

【主治】 月经不通。

【方药】 小血藤二钱　看园老实三个

【制法】 加烧酒二两，保温浸泡一天。

【用法】 内服酒浸液，每次一酒杯。

【出处】 田培修（《贵州民间方药集》增订本）。

【主治】 处女经闭。

【方药】 当归一钱半　川芎一钱　茜草一钱半　生地一钱半
红花一钱　乳香一钱半　没药一钱半

【用法】 水煎服，陈酒一杯引。

【出处】 汾阳李维旭（《山西省中医验方秘方汇集》第
三辑）。

【主治】 室女经闭。

【方药】 茜草三钱　陈酒一杯

【制法】 茜草水煎。

【用法】 将药汁与酒冲服，连服三剂；如经未通，再服
三剂。

【出处】 孝感专署（《湖北验方集锦》第一集）。

【主治】 经闭。

【方药】 地锦草　红糖

【用法】 无论多少，泡水当茶喝，数日愈。

【出处】 伍仁桥医院宋殿勋（《祁州中医验方集锦》第一辑）。

【主治】 干血痨。

【方药】 南瓜（带瓤、籽）一个　白糖

【用法】 白糖放南瓜内蒸食，黄酒送下。

【出处】 西宁铁路医院（《中医验方汇编》）。

【主治】 干血痨。

【方药】 川军一两　荞面一两

【用法】 将川军研细面，用荞面糊为丸，如黄豆大，元酒送下。每服七粒，重者不过三服。

【提示】 本方药性寒凉，每次不可过量服之。

【出处】 双阳县潘维新（《吉林省中医验方秘方汇编》第三辑）。

【主治】 妇女经闭不通。

【方药】 晚蚕沙一斤　红花一两

【制法】 将上药晒干，共研细末，红糖为丸，如梧桐子大。

【用法】 日服两次，每次服两钱，早晚用米酒送下。

【出处】 孝感专署（《湖北验方集锦》第一集）。

【主治】 经闭发烧。

【方药】 紫花皮鸡蛋六个　赤芍一两八钱

【用法】 以鸡蛋打破小口，将黄倒出用清，将赤芍为细面，一个鸡蛋装三钱，上锅蒸熟，去皮食之，每日晚食二个，三日吃完。

【治验】 流罗村安某某之女，十七岁，经闭，服本方一剂愈。

【出处】 安国北流罗安桂苍（《祁州中医验方集锦》第一辑）。

【主治】 干血痨。

【方药】 三匹风五钱　大蓟五钱

【制法】 切细，用酒浸泡三天左右。

【用法】 内服酒浸液。

【出处】 陈仲寅（《贵州民间方药集》增订本）。

【主治】 经闭（全身发黄腹痛）。

【方药】 黑矾一斤　红公鸡血三两　大枣四两（煮熟，取净肉）

【制法】 将黑矾和公鸡血拌和，使其风干研细，和枣肉为丸桐子大。

【用法】 每次服七粒（每日加服二粒，服至十日加到二十七粒为止），红花、黄酒煎汁送下，服至二两，大效。

【出处】 荥阳李绍泉（《河南省中医秘方验方汇编》续一）。

【主治】 经闭，面黄肌瘦。

【方药】 坤草四两　茜草四两　红花四两

【制法】 用砂锅添水熬膏。作六日分服完，每日服二次。

【用法】 经常内服，轻者一料，重者两料痊愈。

【出处】 商专李嘉祥（《河南省中医秘方验方汇编》续二）。

【主治】 经闭。

【症状】 月经不通或困难，经前腹痛，室女经闭。

【方药】 川朴二两　炒桃仁三钱　红花三钱

【用法】 水煎，早晚各一服。

【禁忌】 生冷之物。

【提示】 本方川朴量过大，用时宜酌减。

【出处】 阳泉冯寿川（《山西省中医验方秘方汇集》第三辑）。

【主治】 妇女经闭三月。

【方药】 鲤鱼一尾　红花一两　川芎一两

【制法及用法】 上药二味，先用甜酒煮过，后将鱼剖去肠杂，把药装入鱼肚内，炖服。

【提示】 红花、川芎本为化瘀行血之药，鲤鱼行血利水，加甜酒以助药力。瘀阻经闭之症适用本方。

【出处】 余品笙（《成都市中医验方秘方集》第一集）。

【**主治**】　妇女停经。

【**方药**】　何首乌五钱　归身三钱　红枣三个

【**制法**】　加水一小碗半，煎汤一小碗。

【**用法**】　内服。

【**出处**】　黄童璧（《贵州民间方药集》增订本）。

【**主治**】　经闭。

【**方药**】　白家鸽（吊死去毛肠）一只　血竭二钱　藏红花二钱

【**用法**】　将血竭放鸽肚子内缝好，连同红花放瓦罐内煮熟，饭前服，先吃汤后吃肉。一二剂可愈。

【**出处**】　张永顺（《中医验方汇编》）。

【**主治**】　干血痨。

【**方药**】　木耳（焙成黑黄色）二两　红糖一两五钱　胡桃仁（去皮，炒黑黄色）十个

【**用法**】　木耳、核桃仁为细面，以红糖水溶液和之，七日吃完。

【**出处**】　（《吉林省中医验方秘方汇编》第三辑）。

【**主治**】　妇女常年月经不来，腹内有血包。

【**方药**】　大木柑皮粉（柚子皮干粉）二两　臭草半斤　老鸦蒜一斤半

【**制法**】　加适量烧酒，共捣烂。

【**用法**】　外包于腹部，可消血包。

【**出处**】　古少清（《贵州民间方药集》增订本）。

【主治】　痰饮咳嗽，喘满，口吐涎沫，心下动悸，口干思饮，苔滑腻。

【方药】　白茯苓一两　生石膏五钱　嫩桂枝三钱　汉防己五钱　野党参三钱　清半夏四钱　生姜二钱

【用法】　水煎服。

【治验】　城关北大街刘仲举，男，五十岁，患上症服二剂愈。

【出处】　赤城县邓佐汉（《十万金方》第一辑）。

【主治】　干血痨。

【方药】　广百部二两　牯牛尿（去前后尿不要）一两　黄酒一斤

【用法】　炖服。

【出处】　内江市张文修（《四川省医方采风录》第一辑）。

【主治】　干血痨，津液伤耗、血海枯竭等症。

【方药】　黑木耳二两　黑豆一两　三七三钱

【制法及用法】　共研细末，用冰糖开水分二次冲服。

【提示】　本方于滋养之中，寓有活血行瘀通经之作用。故干血痨患者，用本方甚佳。

【出处】　尹子铭（《成都市中医验方秘方集》第一集）。

【主治】　室女干血痨，经闭不通，喘不得卧。

【方名】　干痨验方

【方药】　独角莲二钱　苏梗五钱　艾叶三钱　灶心土五钱

【用法】 水煎服。

【治验】 洪义庄孙淠宙孙女，年十九岁，患过劳经闭腹疼，喘不得卧。服本方一剂后，疼痛喘息消失，数日经水亦通。

【出处】 唐县侯轶尘（《十万金方》第十辑）。

【主治】 经闭后腹痛、腰胀，身体不很弱。

【方药】 广血竭三钱　杏仁四钱　玄胡（炒）三钱　红花三钱

【制法】 共研细末。

【用法】 每次服一钱，每日服三次，烧酒兑服，不能饮酒的用甜酒兑服。若体瘦食减、脉象沉细的，用八珍汤加玄胡三钱，肉桂、雄片各三钱，鸡血李根四两，以白善泥（又名白垩）二两化水澄清，煎药服，并与前方交替服用。

【出处】 重庆市中医进修学校陈恒川（《四川省中医秘方验方》）。

【主治】 血瘀经闭，日久成痨。

【方药】 蚕蛹二个　熟地二钱　豆香二钱　白古月十四个

【制法】 将药共为末，用酒和成块，装在蚕茧内，周围用针扎孔，两药穿绳系之纳阴户内，用药七天见血，急将药抽下。

【出处】 定县郭维新（《十万金方》第十辑）。

【主治】 妇女月经不通，腹时痛起包块、面色苍白者。

【方药】 皂矾（煅成降矾为度）　肉桂各八钱　芦荟四钱　土鳖（去足）三钱

【制法】　研面炼蜜为丸，如黄豆大。

【用法】　内服，一日三次，每次三至五粒，白开水送下。

【禁忌】　服药后忌吃荞面食品和饮茶。

【出处】　陶志广（《中医采风录》第一集）。

【主治】　通经，去瘀血。

【方药】　韭菜三钱　钩藤二钱　枇杷壳一钱　大血藤二钱

【制法】　加水一小碗，煎汤半小碗。

【用法】　内服。

【出处】　陈芳国（《贵州民间方药集》增订本）。

【主治】　妇女经闭。

【方药】　土牛膝五钱　归尾三钱　桃仁二钱　红花二钱

【制法】　水煎。

【用法】　日服二次，服时加酒少许。

【出处】　孝感专署（《湖北验方集锦》第一集）。

【主治】　妇女月经来几次后，突然经闭不通，黄瘦乏力。

【方药】　归尾一钱　没药一钱　红花一钱　黄酒四两

【用法】　前二味研成细末，将红花泡在黄酒瓶内，用铁锅盛水，达酒瓶一半深，将酒熬沸，用以送服药末，每日一次。

【提示】　重者不过七剂即愈。

【出处】　西宁铁路医院王文章（《中医验方汇编》）。

【主治】　干血痨骨瘦如柴，身上生黑鳞，病势危笃。

【方药】　西藏花六钱　生姜四钱　红糖四两　大枣四两

【用法】　用洋铁桶盛半桶多水，熬开了，下西藏花，熬至三十分钟，捞去红花，捣姜汁，大枣去核，用红花水熬，熬至大枣有糊香味。频频饮之，汗出为止。

【禁忌】　服药后不可仰卧睡觉，睡则危险。服药后应避风，半月内不许服他药。

【出处】　长春韩遇昌、赵光汉（《吉林省中医验方秘方汇编》第三辑）。

【主治】　干血痨。

【方药】　锦纹军四两　斑蝥一百个　血竭一两　朱砂五钱

【用法】　共为细面，蜜丸三钱重。每服一丸，黄酒为引或白开水送下。

【禁忌】　忌硬、生冷。

【出处】　怀德县顾治平（《吉林省中医验方秘方汇编》第三辑）。

【主治】　经闭。

【方药】　巴豆二个　胡椒七个　生地五分　萹蓄五分　大枣（去皮核）一个

【制法】　上药共捣如泥，用蚕壳两个，一个剪一小口，将药装入，另一个剪一大口，将小口者套住，外用丝线缠紧，线头剩六寸长。

【用法】　将上制药，纳入阴户内三寸许，三四天经血可来。

【禁忌】 贫血性月经不来及一切虚证禁用。

【出处】 洛专胡遵素（《河南省中医秘方验方汇编》续
一）。

【主治】 经闭。

【方药】 醋军一两 广木香三钱 红花三钱 西当归一两
川牛膝三钱

【制法】 共为细末，醋糊为丸，如梧桐子大。

【用法】 每次服三钱，黄酒送服，日服二次。

【出处】 商专杜恒善（《河南省中医秘方验方汇编》续
二）。

【主治】 经水不通。

【方药】 当归一两 木香五钱 川芎五钱 赤芍一两 益母
草二两

【用法】 用水煎后，分数次兑甜酒服。经通后，再用侧
耳根炖子母鸡服。

【出处】 大竹县刘仲一（《四川省医方采风录》第一
辑）。

【主治】 妇女干血痨。（祖传方）

【方药】 红花六两 西瓜子仁三两 红砂糖一两半 上清
茶叶一两半 白朱砂（即古白瓷）一两二钱

【制法】 将白朱砂研细水飞，共为细末，炼蜜为丸，每
丸四钱。

【用法】 早晚各服一丸，白水送下，服后复卧取微汗。

【禁忌】 油腻、生冷食物。

【治验】 五奇村滑某某等多人，干咳无痰，四肢发热，午后加剧，全身无力，消瘦。经服药七八天后，灼热减退，食欲增加，气力好转，经血至期安然而来，并无任何不良反应而愈。

【出处】 安国霍超群（《祁州中医验方集锦》第一辑）。

【主治】 经血不通（不论新久）。

【方药】 乳香三钱 没药三钱 儿茶五分 巴豆五分 斑蝥五个

【用法】 共为面，用棉裹三层，纳入阴户三四寸深，烧一炷香时血即下。

【出处】 伍仁桥医院张景贤（《祁州中医验方集锦》第一辑）。

【主治】 经痛，经闭。

【方药】 当归四两 川牛膝四两 没药四两 丹参十二两 茺蔚子四两

【制法】 共研细末，蜜为丸。

【用法】 日服三次，每次服四钱，用开水送下。

【出处】 孝感专署（《湖北验方集锦》第一集）。

【主治】 室女经停，腹大如胎。

【方药】 雷丸六钱 当归一两 桃仁二十粒 甘草四钱 丹皮一两

【制法】 水煎。

【用法】 内服。服一剂必下恶物半桶，再服调正散。
【出处】 沔阳县（《湖北验方集锦》第一集）。

【主治】 妇女经血不调、经闭带下等症。
【方药】 木香二钱　乳香三钱　檀香二钱　杏仁三钱　白矾一两
【用法】 共研细面，与猪板油共捣成膏，用绢包如枣大、纳入阴户内，病即愈。
【出处】 伍仁桥医院郑银明（《祁州中医验方集锦》第一辑）。

【主治】 室女经闭，发热咳嗽而腹痛。
【方药】 藏红花三钱　朱砂三钱　南沉香三钱　广木香三钱　炙龟甲三钱　土狗炙（蝼蛄）一个
【制法】 共研细末，炼蜜为丸，分作八片。
【用法】 每早晨空腹服黄酒送下一丸，药完病愈。
【出处】 束鹿县阎钦命南志（《十万金方》第一辑）。

【主治】 经闭。
【方药】 桃仁泥三钱　酒制锦纹大黄三钱　元明粉二钱　紫油肉桂五分　炙甘草一钱　三七一钱
【用法】 研末调服。
【治验】 菊水英，住河东自强路，1956年冬间，停经月余，面色微黄，少腹微满，住院半月后，腹日渐胀大，如怀孕八九个月之状，腹中疼痛不止。就诊时，该病妇手拳紧握，叫痛不已，便溺不通，危在旦夕。初服本方一剂，下咽即吐出；接服第二剂，未及三小时，前阴流出如杯如拳之血块，约一脸盆之多，大便亦通利，腹胀顿消。复诊仍步原方，再服二剂而愈。

【出处】 南城城关镇联合中医院文镜清（《锦方实验录》）。

【主治】 妇人经闭日久，腹痛，形体枯瘦，潮热盗汗，喘咳者。

【方药】 芦荟 皂矾（煅）各六钱 肉桂 当归各一两 赤芍八钱 红花四钱（酌加牡蛎、白及）

【制法】 研面炼蜜为丸，如豆大。

【用法】 每餐后服一钱，以白开水或猪油汤送下。

【禁忌】 服药期忌吃荞面食饵和饮茶。

【出处】 邹焕然（《中医采风录》第一集）。

【主治】 经血日久不见，时常发烧，白带多等症。

【方药】 乳香五分 没药五分 血竭五分 儿茶五分 斑蝥五分 巴豆三分

【制法及用法】 共为细面，大葱白五分共捣为丸，棉裹三层纳入阴户中三寸或四寸深，烧一炷香时即见血。

【出处】 城东乡魏希孟（《祁州中医验方集锦》第一辑）。

【主治】 少女干血痨。

【方药】 当归八钱 西花八钱 炮姜六钱 干姜四钱 甘草六钱 白马粪（烧灰）二钱

【用法】 共为细末，蜜丸均十八丸，每晚服一丸，按时白水冲服，吃十八天即愈。

【出处】 敦化县王贤义（《吉林省中医验方秘方汇编》第三辑）。

【主治】 干血痨。

【方药】 斑蝥七个 红娘七个 归尾七分 红花七分 血竭花七分 巴豆一个

【用法】 共为细面，分成两剂，黄酒送下。

【出处】 郑章社医院谢凤楼（《祁州中医验方集锦》第一辑）。

【主治】 妇女月经不调或经闭，干血痨症，瘀血结于子宫、小腹按之有块。

【方名】 子宫坐药。

【方药】 车前子五分 草乌五分 紫丁香五分 巴豆霜五分 猪牙皂五分 生甘草五分 川椒五分 川山甲（炒）五分 葶苈子五分 川芎五分 当归五分 白附子五分

【制法】 共研细末，用葱心合于一处共捣，以能团成丸为度，再和绢或纱布缝一小口袋，将丸药放入袋内，缝住口，再缝上一条线。

【用法】 把线拴在大腿上，将药袋塞入阴道底，不拘日数，待月经通调时药袋自下，不要任意取出，至多不过二十天即可脱下。

【出处】 商都县李丕英（《十万金方》第一辑）。

【主治】 经闭。

【方药】 当归　川芎　三棱　文术　紫菀　赤芍　寄奴各二钱　穿山甲一大片　茜草二钱　红花一钱

【制法】 以上共为细末，米糊为丸。

【用法】 内服，烧酒送下。

【出处】 武邑县吕育卿（《十万金方》第一辑）。

【主治】 妇人经闭三四月不见者，或腹有硬块。

【方药】 草红花五钱　桃仁五钱　白芍三钱　川芎五钱　当归五钱　木通四钱　京三棱三钱　莪术三钱　香附三钱　枳壳四钱　木香二钱　甘草三钱　元胡索四钱　陈皮四钱　青皮三钱　川朴四钱　泽泻四钱　坤草二两　广郁金五钱

【制法】 共为细面，炼蜜为丸三钱大。

【用法】 一日一次，每服一丸，饭前服。

【禁忌】 生冷、硬食、怒气、房事。

【出处】 阳原县李元清（《十万金方》第一辑）。

【主治】 室女经闭。

【方药】 香附米（童便炒）五钱　当归（酒炒）四钱　生熟地各三钱　益母草四钱　元胡三钱　木瓜三钱　三棱二钱　莪术一钱五

【制法】 水煎。

【用法】 温服，服至经来为止，或服三四剂后配成丸剂。

【出处】 涿鹿县闪浚五（《十万金方》第一辑）。

【主治】　妇女干血痨。

【方药】　当归　黄芪　台参　丹皮各二钱　杭芍三钱　桂枝　川芎　木香各一钱半　白公鸡肉为引

【用法】　水煎服。

【出处】　里县薄素淑（《十万金方》第六辑）。

【主治】　脾胃虚弱、气耗血枯而经不行。

【方名】　加减补中益气汤

【方药】　高丽参三钱　黄芪三钱　白术二钱　白芍二钱　当归身三钱　炙甘草二钱　川芎一钱五分　柴胡一钱五分　陈皮二钱五分　神曲三钱　麦芽三钱　大枣（碎）三枚　生姜一钱

【用法】　水煎服。

【出处】　保定市张景韩（《十万金方》第十辑）。

【主治】　一两个月经血不见，周身发烧，四肢无力。

【方药】　川芎二钱　当归二钱　生地三钱　白芍三钱　桃仁三钱　红花三钱　苏木三钱　川军三钱　元胡二钱　甘草一钱

【用法】　水煎服。

【治验】　南王庄王小平，女，十八岁，服两剂而愈。

【出处】　焦庄乡郑世昌（《祁州中医验方集锦》第一辑）。

【主治】　室女闭经，周身浮肿。

【方药】　三棱一钱　莪术一钱　赤芍一钱　川芎一钱　当归一钱　紫菀一钱　刘寄奴一钱　山甲一钱

【用法】　水一碗四分，煎七分服。

【出处】 长泰县卫星公社卫协会黄开泰（《采风录》第一集）。

【主治】 经闭不通。

【方药】 大黄一斤 二丑四两 六曲二两 莱菔四两 归尾二两 赤芍二两 芒硝一两 莪术一两 三棱一两 阿魏五分 元胡八钱 大白二两 干七炭五钱 灵脂一两 木香七钱 红曲二两 牛膝五钱 硼砂六分 山楂四两 干姜八钱 枳实四两 血余炭四两

【制法】 共为细末成丸。

【用法】 每服二钱，开水送下。

【出处】 王启奎（《河南省中医秘方验方汇编》）。

【主治】 通经。

【方药】 大黄六钱 文术三钱 红花三钱 灵脂二钱半 半夏三钱 广木香三钱 巴豆霜（去油）三钱

【制法】 共为细末，黄酒成丸。

【用法】 每服一钱，清酒送下，空心服。可根据患者体质酌情减量。

【出处】 程彦卿（《河南省中医秘方验方汇编》）。

【主治】 经闭（身热、口渴、心烦、脉沉数）。

【方药】 当归五钱 京芍四钱 生地三钱 栀子三钱 连轺三钱 薄荷三钱 黄芩三钱 芒硝三钱 大黄四钱 甘草二钱

【制法】 水煎。

【用法】 内服。

【出处】 尉氏郑其琛（《河南省中医秘方验方汇编》续一）。

【主治】 经闭（三四个月不来月经，少腹胀满）。

【方药】 香附八钱　台乌五钱　小茴一钱　干漆一钱　桃仁二钱　泽兰三钱　寸香二分

【制法】 水煎。

【用法】 内服。

【出处】 洛专左华云（《河南省中医秘方验方汇编》续一）。

【主治】 经闭，或错前错后，身倦腹痛，面黄肌瘦。

【方药】 三棱三两　文术三两　枳壳三两　香附三两　西吉四两　二丑四两　当归一两　川芎一两　红花一两　桃仁一两　元胡一两　郁金一两　大白一两　血参一两　陈皮一两　青皮一两　川朴一两　甘草一两

【制法】 共为末，蜜丸。

【用法】 每服三钱，每日二服。

【出处】 唐河卫协会（《河南省中医秘方验方汇编》续一）。

【主治】 经闭，或错前错后，身倦腹痛，面黄肌瘦。

【方药】 三棱　文术　桃仁　丁香　广木香　枳实　川芎　青皮　牙皂　红花　巴霜各等分

【制法】 上药共为细末，枣肉和为丸，如绿豆大。

【用法】 每早空心服三十粒，连服三日，以泄为度。

【提示】 药中有巴霜性峻，用时应经中医诊断许可后方可服用，以免发生事故。

【出处】 唐河卫协会（《河南省中医秘方验方汇编》续一）。

【主治】 经闭，胃满、心躁、周身痛、腹痛、火热上炎。

【方药】 当归三钱 川芎四钱 赤芍三钱 红花二钱 郁金四钱 元胡四钱 丹参三钱 牛膝三钱 川军五钱 大白三钱 枳壳三钱 甘草一钱

【制法】 水煎。

【用法】 睡前空腹内服。

【出处】 商专李振洲（《河南省中医秘方验方汇编》续二）。

【主治】 气滞经闭（面黄，腹内有块，口苦、舌干、胃满不食）。

【方药】 当归三钱 川芎二钱 赤芍二钱 生地三钱 枳实三钱 川朴二钱 三棱三钱 文术二钱 桃仁三钱 红花二钱 坤草三钱 泽兰二钱 茜草三钱 血力花一钱五分 条芩三钱 甘草一钱 苏木三钱 红娘四个

【制法】 水煎。

【用法】 内服。

【加减】 块大者，加干漆炭三钱。

【禁忌】 妊妇勿用。

【出处】 商专许树良（《河南省中医秘方验方汇编》续二）。

【主治】　气滞经闭发肿。

【方药】　川芎二钱　当归三钱　白芍三钱　香附二钱　红花二钱　桃仁三钱　牛膝三钱　川朴二钱　桂南一钱五分　炮姜二钱　木香二钱　元胡二钱　丹皮二钱　甘草一钱　红枣四个

【制法】　水煎。

【用法】　内服。

【出处】　商专牛臣范（《河南省中医秘方验方汇编》续二）。

【主治】　经闭（气滞经久不行，胁下块痛）。

【方药】　川芎二钱　当归三钱　砂仁二钱　桃仁三钱　红花二钱　川朴二钱　西茴二钱　木香一钱五分　乳香二钱　枳实二钱　香附二钱　元胡三钱　青皮三钱　甘草一钱　水酒一盅

【制法】　水煎。

【用法】　内服。

【出处】　商专牛臣范（《河南省中医秘方验方汇编》续二）。

【主治】　经闭腹痛，骨蒸发热，由于气郁者。

【方药】　当归四钱　川芎三钱　赤芍三钱　生地三钱　甘草二钱　香附五钱　元胡三钱　郁金三钱　三棱三钱　文术三钱　鳖甲四钱　桃仁三钱　红花三钱　漆炭一钱半　血力花一钱半　元桂三钱　柴胡四钱　黄芩三钱　骨皮三钱

【制法】　水煎，加入烧酒二杯为引。

【用法】　内服。

【出处】　尉氏孙光训（《河南省中医秘方验方汇编》续

二）。

【主治】 血闭不通。

【方药】 醋炒大戟四分　醋炒甘遂四分　芫花四分　干漆五分　去头斑蝥五个　蜈蚣二条　去油巴豆一个

【用法】 共为细面，蜜丸，以绢包之，纳阴户，其血自下。

【出处】 伍仁桥医院杜雅儒（《祁州中医验方集锦》第一辑）。

【主治】 妇女经枯，久嗽，骨蒸潮热，盗汗，不思食，白带等症。

【方药】 黄芪四钱　当归四钱　川芎一钱五　熟地四钱　骨皮三钱　秦艽三钱　柴的三钱　生姜三片　大枣三枚　饴糖二两

【制法】 前九味水煎取汁，加入饴糖。

【用法】 日一剂，分二次服，须连服三五剂。或以此方三剂水煎，用饴糖熬膏，日服三次，每次五钱许，用开水冲服。

【出处】 监利县（《湖北验方集锦》第一集）。

【主治】 经水不调，腹部积聚作痛。

【方药】 归尾三钱　厚朴三钱　陈皮三钱　枳壳三钱　白术三钱　三棱二钱　莪术二钱　大白二钱　法夏二钱　桃仁二钱　甘草二钱

【制法】 水煎。

【用法】 早晚各服一次。

【出处】 监利县（《湖北验方集锦》第一集）。

【主治】　妇女经闭四、五个月，脉象沉弦，不能食，体质消瘦。

【方药】　当归三钱　川芎二钱　生白芍二钱　生地三钱　酒条芩一钱半　川厚朴一钱半　枳壳二钱　枳实一钱半　益母草三钱　桃仁二钱　红花一钱半　官桂一钱半

【制法及用法】　用水三盅，煎至八分，温服。每服煎二次。

【禁忌】　生冷。

【出处】　孝义县任士义（《山西省中医验方秘方汇集》第二辑）。

【主治】　经血衍期，或数月不见，寒热往来，或汗出热解者。

【方药】　当归三钱　生地六钱　元参六钱　知母四钱　醋香附三钱　生芪五钱　甘草一钱半　柴胡三钱

【制法及用法】　水煎，临睡时服一剂。重者，次日上午饭前再服一剂。

【加减】　下午热甚者，生地加至一两；汗多者，以茵陈易柴胡；热多者，加杭芍三钱；寒多者，加生姜三钱。

【出处】　临汾县吕松龄（《山西省中医验方秘方汇集》第二辑）。

【主治】　妇人因受寒冷或用冷水洗衣，以致血液凝滞，发寒热，四肢无力。

【方药】　当归三钱　炒甲珠三钱　酒炒莪术三钱　醋炒三棱三钱　桃仁三钱　红花三钱　炒川芎三钱　糠炒山楂五钱

【用法】 水煎服。

【出处】 山西省卫生厅安植基（《山西省中医验方秘方汇集》第二辑）。

【主治】 室女月经停滞或逆经倒行。

【方药】 顺经汤。当归 赤芍 川芎 香附 玄参 柴胡 青皮 苏木 陈皮 台乌 红花 桃仁各等分

【用法】 水煎服。

【出处】 什邡县中医代表会（《四川省医方采风录》第一辑）。

【主治】 妇人经闭不通。

【方药】 当归 川芎 白芍 桃仁 红花 郁金 牛膝 香薷（或者酌服大黄䗪虫丸）

【制法】 水煎。

【用法】 内服。

【出处】 顾骏发（《中医采风录》第一集）。

【主治】 经闭。

【方药】 泽兰叶二钱 茺蔚子一钱五分 当归二钱 川牛膝二钱 川续断二钱 生卷柏一钱五分 白芍二钱 柏子仁二钱 甘草一钱

【用法】 水煎服。

【治验】 严某某，女，十八岁，经闭数月，腹胀满硬痛，痛引腰胁。服本方二十余剂，经通胀消而愈。

【出处】 宜春县黄毅然（《锦方实验录》）。

【主治】 枯经。

【方药】 熟地五钱 酒柴胡一钱 酒白芍二钱 西党二钱 枣仁二钱 炒白术二钱 杜仲一钱半 当归五钱 沙参二钱 炒山药二钱 丹皮一钱半

【用法】 水煎，饭前服，连服八剂。

【出处】 江西上犹刘永桂（《中医名方汇编》）。

【主治】 闭经（两脉细沉，有时感腹痛，四肢乏力，脸黄）。

【方药】 五灵脂二钱 当归四钱 酒白芍三钱 川芎二钱 延胡索一钱半 甘草一钱 桃仁泥一钱半 生蒲黄二钱 酒压黄三钱 生姜一钱半 土鳖虫一钱半 土瓜根（即黄瓜根）五钱

【用法】 煎水，一剂作两天服，连服数次即愈。

【出处】 江西崇义李步忠（《中医名方汇编》）。

【主治】 经水闭塞。

【方药】 白芍三钱 香附三钱 莪术二钱 苏木二钱 桃仁三十粒 红花一钱 官桂一钱 甘草一钱

【制法】 水煎。

【用法】 日服二次。

【出处】 孝感专署（《湖北验方集锦》第一集）。

【主治】 经血不来，腹痛。

【方药】 当归一钱五分 川芎一钱五分 生地黄一钱五分 桃仁一钱五分 红花一钱五分 元胡索一钱五分 蓬术一钱五分 青皮一钱五分

【用法】 水煎服，一日二次。

【出处】 延吉县沈龙洽（《吉林省中医验方秘方汇编》第三辑）。

【主治】 室女血亏经闭，其症见发热恶寒，面色苍白。

【方名】 通经汤

【方药】 熟地三钱　牛膝三钱　川断三钱　泽兰三钱　卷柏三钱　川军一钱半　䗪虫二钱　桃仁二钱　柏子仁二钱

【制法】 水二盅，煎至一盅。

【用法】 一日服二次。

【治验】 本县袁姓女子，经闭六月，服本方即愈。

【出处】 唐县李兰田（《十万金方》第十辑）。

【主治】 妇人因气血内郁，腹部或四肢阵阵泛着刺痛，月经闭止。

【方名】 通经汤

【方药】 归尾三钱　赤芍三钱　川大黄三钱　文术三钱　三棱三钱　甲珠四钱　红花三钱　桃仁四钱　牛膝三钱　香附三钱　丹皮三钱　枳壳三钱

【用法】 水煎服。

【出处】 唐山市武珍（《十万金方》第十辑）。

【主治】 妇女经闭，渐成劳瘵，枯瘦发烧。

【方名】 月红丸

【方药】 川芎　茯苓　羌活　广木香　泽兰各三钱　当归　白芍（炒）各八两　甘草二钱　红月季花三百朵　益母草膏十

两　东洋白参（用吉林野参更好，用好党参亦可，不用红丽参）三钱

【制法】　各药共为细末，和益母膏炼蜜为丸（蜜内入南酒四两，炼去水分用）三钱重。

【用法】　每服一丸，黄酒送下，白水亦可，每日早晚各服一丸。

【治验】　武邑县苗季峰的女儿二十二岁，经断四五个月，面黄肌瘦，腰腿作痛，胸满少食，午后发烧，虚汗淋漓，脉细而数。服本丸三十粒，就恢复了健康。

【出处】　景县张凤池（《十万金方》第十辑）。

【主治】　妇女经血不调，血枯经闭。

【方药】　红花　苏木　桃仁　茶叶各三钱　白果仁七粒
葱根七个　生姜三片

【用法】　水煎服，兑益母膏三钱。

【出处】　深县（《十万金方》第十辑）。

【主治】　月经数月不行，或行经过少，小腹积块，停瘀作痛症。

【方名】　活血逐瘀汤

【方药】　当归　三棱　莪术　红花　元胡　炮姜　木通各三钱　赤芍　桃仁　乌药　吴萸各四钱

【用法】　水煎服。

【出处】　唐山市李如松（《十万金方》第十辑）。

【主治】　室女经闭。

【方药】　生山药八钱　生白芍二钱　鸡内金一钱　大元参

三钱　枸杞子二钱　益白术二钱　生熟地三钱　西红花一钱　桃仁泥一钱　橘子二钱　当归三钱　甘草一钱半　咳嗽加川贝二钱　杷叶一钱　瓜蒌二钱

【用法】　水煎，每日服一剂，服数剂可愈。

【治验】　王明花，女，十八岁，经闭腹痛，病有二年，经医生治疗无效，面黄肌瘦，饮食减退，咳嗽。服本方数剂痊愈，现在月经通行，饮食增加，腹不痛，身体健壮，参加农业生产劳动。

【出处】　怀来县李希和（《十万金方》第十辑）。

【主治】　干血痨。

【方药】　锦纹大黄二两　藕节　荷叶　童便　黄酒各一钱　当归　香附各二两　黑木耳四两

【制法及用法】　将锦纹大黄分为四份，用藕节、荷叶加水各炒一份，童便、黄酒各炒一份，去藕节、荷叶共为细面，蜜为丸。每日早晚各服一两。

【出处】　应县曹视周（《山西省中医验方秘方汇集》第二辑）。

【主治】　经闭。

【方药】　泽兰三钱　柏子仁二钱　白芍二钱　茺蔚子二钱　九地三钱　牛膝三钱　当归二钱　甘草一钱

【用法】　水煎服，引入姜枣，每日二次。

【禁忌】　孕妇忌服。

【出处】　湟中中医进修班（《中医验方汇编》）。

【主治】 闭经。

【方药】 广香二钱　黄芪二钱　丹参三钱　续断三钱　赤芍三钱　当归一两　柴首三钱　乌贼骨三钱　红花三钱　芥穗三钱　泽兰三钱　甘草一钱　茺蔚子三钱

【制法及用法】 水煎服。

【提示】 本方有调理气血、舒肝通络之作用，适用于妇女经闭。

【出处】 吕之中（《成都市中医验方秘方集》第一集）。

【主治】 治妇女经血不动，或经行腹痛，血色黑紫有块。

【方药】 清热通经丸：酒军四钱　怀膝二钱　山楂二钱　黄芩二钱　泽兰二钱　桃仁二钱　红花二钱　郁金二钱　香附三钱　元胡二钱　甘草一钱五分　文术二钱　三棱二钱　灵脂二钱　没药二钱　土虫二钱　斑蝥（去翅）一钱

【用法】 共为细末，蜜丸一钱重，每服一丸。

【出处】 农安县张殿卿（《吉林省中医验方秘方汇编》第三辑）。

【主治】 因寒经闭。

【方药】 皂子三钱　皂刺三钱　香附三钱　乌药三钱　当归一两　川朴三钱　灵脂三钱　山甲三钱　元胡三钱　红花三钱　桃仁三钱　肉桂三钱　茜草三钱

【用法】 水煎服，分二次服，连服三次。

【治验】 安国西长仕郭小红，二十一岁，因寒停经，服本方而愈。

【出处】 先锋公社医院高天佑（《祁州中医验方集锦》第一辑）。

【主治】 经闭不通。

【方药】 三棱　莪术　元胡、红花　酒芍　香附　砂仁　广木香　三仙　郁金

【用法】 水煎服，用量按人强弱用之。

【出处】 城关镇冯印坡（《祁州中医验方集锦》第一辑）。

【主治】 处女月经初行，不知保养，任意贪食生冷，或用冷水洗浴，以致寒凝血窍，经闭不行，通身浮肿，面色青黄。此非水肿，通经即愈。

【方药】 京三棱八钱　莪术八钱　赤芍八钱　川芎八钱　当归三钱　紫菀八钱　刘寄奴八钱　穿山甲五片

【用法】 研成细末，米糊为丸，分做十丸，每次一丸，早晚空腹服，黄酒送下。

【出处】 西宁铁路医院王文章（《中医验方汇编》）。

【主治】 闭经（月经不行，腹中常痛）。

【方药】 生地二钱　当归三钱　川芎二钱　白芍二钱　三棱二钱　莪术二钱　青皮二钱　桃仁三钱　红花三钱　黄连一钱　丹皮一钱半　香附二钱　乳香一钱半　没药一钱半　生甘草一钱

【用法】 水煎服。

【出处】 西宁市卫协秦友三（《中医验方汇编》）。

【主治】 闭经（月经不行，吐血衄血）。

【方药】 生地二钱 当归三钱 川芎二钱 白芍三钱 桃仁三钱 栀子一钱半 黄连一钱半 丹皮二钱 大黄一钱半 生甘草一钱

【用法】 水煎服。

【出处】 西宁市卫协秦友三（《中医验方汇编》）。

【主治】 妇女干血痨。

【方药】 坤草二两 古铜钱七个 红花三钱 公鸡血（三年鸡）一个 丹皮三钱 赤木三钱 家核桃七钱五分 川芎三钱 三棱三钱 文术三钱 鳖甲三钱

【用法】 元酒为引，水煎服之。

【出处】 桦甸县（《吉林省中医验方秘方汇编》第三辑）。

【主治】 妇女血寒气滞之经闭及干血痨等症。

【方药】 高氏女金丹：当归三两 川芎一两 赤芍八钱 木香八分 元胡一两五钱 丹皮二两 青皮二两 广皮一两 红花一两 枳壳一两 香附三两 文术二两 三棱一两 桃仁一两五钱

【用法】 共为细面，蜜丸二钱重，每次一丸，早晚服之。

【治验】 葛某某，女，年三十岁，经闭十个月余，体格消瘦，食欲减退，腹有块作痛，经服本方而愈。

【出处】 长春中医学院刘金峰（《吉林省中医验方秘方汇编》第三辑）。

【主治】　经闭不通，吐血、衄血。

【方药】　当归二钱　川芎二钱　杭芍二钱　桃仁三钱　栀子二钱　川军三钱　甘草二钱

【用法】　清水煎服。

【出处】　博野孟昭灿（《祁州中医验方集锦》第一辑）。

【主治】　妇女经闭。

【方药】　当归三钱　熟地三钱　白芍二钱　川芎二钱　甘草一钱　陈皮一钱　香附一钱　炙厚朴二钱　桃仁三钱　红花三钱

【制法】　水煎。

【用法】　临睡时温服。

【出处】　沔阳县（《湖北验方集锦》第一集）。

【主治】　经闭虚证。

【方药】　力参一钱　白术一钱　云苓二钱　甘草一钱　川芎一钱　白芍二钱　熟地一钱半　当归三钱　口芪三钱　红花二钱　元胡三钱　郁金二钱

【用法】　水煎服。

【出处】　博野医院傅定国（《祁州中医验方集锦》第一辑）。

【主治】　经闭实证。

【方药】　大黄三钱　川芎一钱半　赤芍二钱　桃仁三钱　杏仁三钱　元胡三钱　红花一钱半　苏木二钱　当归三钱　熟地二钱　干七一钱半　甘草一钱　三棱二钱半　鳖甲二钱

【用法】　水煎服。

【出处】 博野医院傅定国（《祁州中医验方集锦》第一辑）。

【主治】 月经久闭。

【方药】 桃仁 归尾 红花 赤芍 青皮 凌霄花 元胡 刘寄奴 苏木各一钱 香附三钱 桂心五分

【制法】 加酒煎。

【用法】 温服。

【出处】 鄂城县（《湖北验方集锦》第一集）。

【主治】 月经久闭。

【方药】 大金土鳖八个

【制法】 用棉油炸枯，研末为丸。

【用法】 分早晚二次，用酒吞服。

【出处】 监利县毛市卫生院杨光明（《湖北验方集锦》第一集）。

【主治】 干血痨。

【方药】 刮经板 月月红 益母草 破凉伞根 木通 射干 山苞谷

【用法】 先用水煎兑甜酒服，后炖鸡服。

【出处】 大竹县王履勤（《四川省医方采风录》第一辑）。

十、痛经

凡在经期或经行前后，出现周期性小腹疼痛，或痛引腰骶，甚至剧痛晕厥者，称为"痛经"，亦称"经行腹痛"。

痛经可分为原发性痛经和继发性痛经。前者又称功能性痛经，系指生殖器官无明显器质性病变者；后者多继发于生殖器官的器质性病变，如盆腔子宫内膜异位症、子宫腺肌病、慢性盆腔炎等。

【主治】 痛经。

【方药】 白叶苋菜五钱

【用法】 将药烧灰，用酒水泡服。

【出处】 德化县李德标（《福建省中医验方》第二集）。

【主治】 妇人经期腹痛，或产后腹痛。

【方药】 恶鸡婆四两

【制法】 水煎。

【用法】 兑甜酒服。

【出处】 何树堂（《中医采风录》第一集）。

【主治】 月经痛（有红有白）。

【方药】 刷柳花根（新鲜）二两

【用法】 将上药洗净，用水一大碗，煎成二分之一，分两次服，每隔四小时服一次。白多加红糖调服，红多加白糖调服，赤白相兼者用红糖、白糖调服。

【出处】 蔡贻三（《崇仁县中医座谈录》第一辑）。

【主治】 痛经（月经不调，经临作痛）。

【方药】 全当归一支（约一两左右）

【用法】 水酒各半煎浓汁，从经临前一天，服至月经终了。

【出处】 杭州市董浩（《浙江中医秘方验方集》第一辑）。

【主治】 痛经。

【方药】 全当归（大的）三支

【制法】 加水，慢火熬浓汁。

【用法】 内服，多次分服，二日服完（服时徐徐咽下）。

【出处】 濮阳段智印（《河南省中医秘方验方汇编》续一）。

【主治】 痛经。

【方药】 益母草膏

【用法】 将新鲜益母草煎水过滤，用慢火煎至浓度，放入蜂蜜或糖。每次三钱，开水化服，一日二次。

【出处】 西宁中医院马海如（《中医验方汇编》）。

【主治】 经前后腹痛。

【方药】 金不换一钱五分

【用法】 经前腹痛者，用酒水各半煎服；经后腹痛者，以童便煎服。

【提示】 金不换的根及叶均有破瘀生新和行血之效。

【出处】 莆田县方玉坤（《福建省中医验方》第三集）。

【主治】 妇女行经腹痛。

【方药】 益母草一两　大葱白三根

【用法】 水煎服，有寒加红糖，有热加地骨皮。

【出处】 深县王洪考（《十万金方》第十辑）。

【主治】 经来结块，腹疼难忍。

【方药】 元胡四钱　发灰二钱

【用法】 研末，冲气酒服。

【出处】 长泰县卫星公社卫协会黄开泰（《采风录》第一集）。

【主治】 经行腹痛。

【方药】 丹参一两　玄胡五钱

【制法】 共研细末。

【用法】 每服一钱，温酒送下。

【出处】 建始县（《湖北验方集锦》第一集）。

【主治】 经血瘀结。

【方药】 桃仁三钱　红花三钱

【用法】　研成细末，黄酒冲服。

【出处】　西宁铁路局保健站（《中医验方汇编》）。

【主治】　经期不调，小腹冷痛。

【方药】　当归　附子（炮）各等分

【制法】　共研细末。

【用法】　每服三钱，空腹服下。

【出处】　建始县（《湖北验方集锦》第一集）。

【主治】　妇人经前血气痛。

【方药】　地鳖七个　煨姜三钱

【制法】　地鳖焙焦研末，姜煎汤。

【用法】　将地鳖末用姜汤加白糖开水冲服。

【出处】　孝感专署（《湖北验方集锦》第一集）。

【主治】　经前小腹疼痛。

【方药】　小血藤三钱　香附子三钱　石南藤三钱

【制法】　加水一小碗，煎汤半小碗。

【用法】　内服。

【加减】　如发寒，可加阎王刺根三钱。

【出处】　马玉珍（《贵州民间方药集》增订本）。

【主治】　月经不调，经来腹痛。

【方药】　瓦松四钱　烧酒、红糖适量

【用法】　瓦松一味水煎，酒和红糖冲药汁服。

【出处】　孝感专署（《湖北验方集锦》第一集）。

【主治】 月经病，瘀血作痛。

【方药】 月月红五钱　红花三钱　益母草一两

【制法】 水煎。

【用法】 内服。

【出处】 沔阳县（《湖北验方集锦》第一集）。

【主治】 月信后期少腹痛（因寒风袭人，血行不利所致）。

【方药】 方一：麸皮　米醋　葱　盐

　　　　方二：酸枣树根皮　葡萄树根皮　红糖各五钱

【制法】 方一放锅中同炒热，方二水煎加入红糖。

【用法】 方一布包温熨少腹，方二内服。

【出处】 杞县马绍勋（《河南省中医秘方验方汇编》续一）。

【主治】 月经不调，心胃胀满，腰腹疼痛。

【方药】 指迷丹：锦纹军一斤　瓦楞子（醋淬七次）五两　肉桂五两

【用法】 共为细末，陈醋打丸如绿豆大，朱砂为衣。每服四钱，车前子四钱（炒），水两碗煎汤一碗，送丸药。

【出处】 通化市王延峰（《吉林省中医验方秘方汇编》第三辑）。

【主治】 经期腹痛。

【方药】 对月草根三钱　月月红二钱　川芎一钱

【制法】 切细，加酒四两，浸泡三天左右。

【用法】　内服。

【出处】　吴银仙（《贵州民间方药集》增订本）。

【主治】　月经痛。

【方药】　佩兰叶二钱　益母草二钱　红糖少许

【制法】　前二味水煎，调入红糖。

【用法】　内服，日三次。

【出处】　鄂城县（《湖北验方集锦》第一集）。

【主治】　月经困难，行经期中腹痛。

【方药】　韭菜二两　麦冬（连根苗）二两　萱草根二两　大艾梗二两

【用法】　煎汤冲鸡蛋吃。

【出处】　郴县中医（《湖南省中医单方验方》第二辑）。

【主治】　经期腹痛，疼痛难忍。

【方药】　土当归一两　土牛膝一两　土麦冬三两　紫金花根皮一两

【用法】　水煎，陈酒为引，日服三次，两日服完。

【出处】　重庆市第一中医院唐阳春（《四川省中医秘方验方》）。

【主治】　行经腹痛。

【方药】　元胡八钱　桃仁三钱　漏芦一两　香附六钱

【用法】　水煎服。

【出处】　深县高志民（《十万金方》第十辑）。

【主治】　经期腹痛。

【方药】　大风藤五钱　石菖蒲三钱　团经药二钱　红花二钱

【制法】　加水一小碗半，煎汤一小碗。

【用法】　内服。

【出处】　陈芳国（《贵州民间方药集》增订本）。

【主治】　经前经后腹痛，以及一切寒气腹痛。

【方药】　红花四钱　桃仁五钱　油桂五钱　老木香七钱

【制法】　共为末，水丸如绿豆大。

【用法】　每次服一钱至钱半，姜水送下。

【出处】　南乐姚和轩（《河南省中医秘方验方汇编》续一）。

【主治】　月经差前错后，经来腹痛。

【方药】　当归四钱　生地四钱　王不留行一两　益母草一两四季花根一两

【用法】　水煎服，陈酒为引，每日服三次，二日服完。

【出处】　重庆市第一中医院唐阳春（《四川省中医秘方验方》）。

【主治】　行经十数日始止，而腹仍痛，按之痛止，脉沉细而涩。

【方药】　生白芍八钱　当归三钱　广橘红五分　炒砂仁四分炙甘草五分

【制法及用法】　用水二小杯，煎成三分之一。温服。

【禁忌】　生冷食物。

【出处】 平遥县邢天敬（《山西省中医验方秘方汇集》第二辑）。

【主治】 痛经。
【方药】 酒当归三钱 酒白芍三钱 醋制香附二钱 川芎一钱 艾叶一钱
【用法】 水煎服，一日二次。
【出处】 西宁铁路医院（《中医验方汇编》）。

【主治】 妇人腹痛，或月经行后腹痛。
【方药】 威灵仙三钱 川芎三钱 全当归三钱 炙小茴香一钱 小青皮三钱
【用法】 加老酒一盅，煎服。
【出处】 绍兴市斯锦玉（《浙江中医秘方验方集》第一辑）。

【主治】 妇女月经前作痛（名曰痛经）。
【方名】 五苓散
【方药】 广内桂二两 白术三两 茯苓三两 猪苓三两 泽泻五两
【制法】 共为细面。
【用法】 每服一钱，一日四次。服下后多喝开水，喝得微似汗出为度。
【治验】 ①王某某，女，二十八岁，住本县城南关，患经血不调，屡治无效，经余诊治，给予五苓散，服之当日见效，服三日痛止而愈。②郑某某，二十五岁，住郑家庄，患月经痛经年不愈，余给予五苓散方，服之三月即愈，至今无犯。

【出处】　（《十万金方》第十辑）。

【主治】　经期腹痛，乳胀腿酸。

【方药】　丹参五钱　元胡三钱　五灵脂三钱　木香三钱　怀牛膝三钱

【用法】　共研为末，每服五钱，一日二次，开水冲服。

【出处】　西宁中医院王慕康（《中医验方汇编》）。

【主治】　月经不调，经期前后腹痛。

【方药】　当归五钱　活血丹（仙桃草）五钱　小蓟三钱　何首乌三钱　青木香三钱

【制法】　用老黑母鸡一只与上药同煎，取鸡肉、汤，去药渣。

【用法】　饮汤食鸡肉，适量食之。忌用雄鸡，如无老黑母鸡，肉（脯肉）可代。

【提示】　如兼红带加白鸡冠花，兼白带加红鸡冠花。

【出处】　孝感专署（《湖北验方集锦》第一集）。

【主治】　经前腹痛，甚或呕吐。

【方药】　丹参一两　香附三钱　砂仁一钱半　元胡一钱半　红糖适量

【制法】　水煎。

【用法】　内服。

【出处】　巩县张增润（《河南省中医秘方验方汇编》续一）。

【主治】 月经腹痛。

【方药】 当归 川芎 炒小茴 香附 佛手片 血木通各等分

【制法及用法】 共为细末，兑酒服，每次服一至三钱。

【提示】 本方有调气、和血、止痛之功，故对于月经腹痛之由于气血凝滞者有效。

【出处】 李霁云（《成都市中医验方秘方集》第一集）。

【主治】 经期腹痛。

【方药】 小血藤一钱 益母草二钱 团经药二钱 紫苏二钱 月月红三钱 红花二钱

【制法】 酒半斤，浸泡三天左右。

【用法】 内服酒浸液，每次大半酒杯至一酒杯。

【出处】 张素贞（《贵州民间方药集》增订本）。

【主治】 经来腹痛，或寒或热，下血如黑豆汁或经水色淡。

【方药】 白术一两二钱 云苓三钱 炒白豆三钱 盐巴戟六钱 建莲子三十粒 白果仁十粒

【制法及用法】 水煎，空心服。

【禁忌】 生冷、绿豆面。

【出处】 平遥县王裕普（《山西省中医验方秘方汇集》第二辑）。

【主治】 经行腹痛，经色黑暗者。

【方药】 生地 酒芍 当归 香附各四钱 川芎三钱 雅

连一钱半

【制法】 水煎。

【用法】 内服。

【出处】 辛克勤（《中医采风录》第一集）。

【主治】 痛经。

【方药】 益母草一斤　当归四两　白芍四两　柴胡一两　木香一两　川芎一两

【用法】 共研细末，炼蜜为丸，每丸重三钱，每日二次，每次一丸。

【出处】 青海石油职工医院武兴亚（《中医验方汇编》）。

【主治】 妇女经前腹痛。

【方药】 当归三钱　苏木二钱　莪术三钱　白芍三钱　红花三钱　香附二钱

【制法】 水煎。

【用法】 内服。

【出处】 沔阳县（《湖北验方集锦》第一集）。

【主治】 痛经之属于血瘀不化者。

【方药】 九地二钱　当归三钱　川芎二钱　杭芍二钱　黄连一钱　香附三钱　桃仁三钱　红花三钱　元胡二钱　丹皮一钱半　莪术二钱　生甘草一钱

【用法】 水煎服。

【出处】 西宁市卫协秦友三（《中医验方汇编》）。

【主治】 经行腹痛。

【方药】 龟板二钱 鳖甲二钱 川柏二钱 知母四钱 元胡一钱半 红花一钱 没药三钱 芥穗一钱 香附二钱 干姜五分 茴香一钱

【用法】 水煎服。

【治验】 西王奇王某某，四十二岁，每月经行时疼痛难忍，服本方。一服即止，经再来时又服一剂，永无再发。

【出处】 安国霍超群（《祁州中医验方集锦》第一辑）。

【主治】 每月经来时少腹疼痛。

【方药】 醋艾叶一钱半 阿胶三钱 吴芋（黄连水炒）一钱 酒元胡二钱 川楝子二钱（巴豆二个去皮同炒，后去巴豆） 酒川芎二钱 酒二地二钱 酒杭芍二钱 广皮炭二钱 青皮二钱 酒当归三钱 山楂核二钱 乌药一钱半 香附二钱

【用法】 水煎服。

【出处】 伍仁桥医院杜雅儒（《祁州中医验方集锦》第一辑）。

【主治】 经期腹痛，赶前错后，忽多忽少。

【方药】 当归（酒浸）八钱 川芎四钱 赤芍三钱 生蒲黄三钱 元胡三钱 灵脂三钱 没药二钱 香附五钱 红花二钱 官桂二钱 西茴二钱 西吉一钱 干姜二钱

【制法】 水煎。

【用法】 经来时连服三剂。

【出处】 杞县张洪锡（《河南省中医秘方验方汇编》续一）。

【主治】 月经先期腹痛（因血虚有寒者）。

【方药】 四物汤加阿胶 艾叶 川断 杜仲 甘草

【制法】 水煎。

【用法】 内服。

【提示】 分量酌情使用。

【出处】 商专牛臣凡（《河南省中医秘方验方汇编》续
二）。

【主治】 月经期中腹痛。

【方药】 丹参 香附 当归 延胡 川芎 茜草 泽
兰 苏梗_{各一两}

【用法】 研末，饭糊为丸如梧子大，每服三钱或四钱，
空腹开水送下，日服一次。

【出处】 湘阴县中医（《湖南省中医单方验方》第一
辑）。

【主治】 经行前或经期腹中拘挛疼痛。

【方药】 香附_{三两} 丹参_{四两} 郁金_{二两} 青皮_{二两} 西党
_{四两} 白术_{三两} 茯苓_{三两} 炙草_{一钱}

【用法】 先将香附、丹参、郁金、青皮研末，水洒为
丸，再以后四味研末为衣，每次三钱，每日两次。

【出处】 宁乡中医院中医常仲超（《湖南省中医单方验
方》第二辑）。

【主治】 月经困难，经期拘挛性腹痛。

【方药】 当归_{五钱} 川芎_{三钱} 香附_{五钱} 牛膝_{四钱} 青皮

四钱　云苓四钱　山楂四钱

　　【用法】　煎服。

　　【出处】　汉寿县中医刘子美（《湖南省中医单方验方》第二辑）。

　　【主治】　经来腹痛，错前错后，口渴，脉弦数。

　　【方药】　酒当归五钱　酒杭芍五钱　酒丹皮三钱　栀子四钱　白芥子三钱　柴胡二钱　香附五钱　郁金二钱　酒黄芩五钱　乳香二钱　没药二钱　甘草一钱

　　【制法及用法】　水煎服。于行经期服用功效更佳，可连服三四个经期。

　　【出处】　屯留县姜佐周（《山西省中医验方秘方汇集》第二辑）。

　　【主治】　行经腹痛，寒凝气滞，脉象沉迟。

　　【方药】　五灵脂三钱　炒蒲黄三钱　元胡二钱　制香附三钱　桃仁二钱　南红花二钱　官桂一钱　炒茴香二钱　台乌药二钱　益母草一钱半　川楝子二钱

　　【制法及用法】　水三杯煎一杯，空心温服。

　　【禁忌】　生冷油腻。

　　【出处】　中阳县侯尔昌（《山西省中医验方秘方汇集》第二辑）。

　　【主治】　痛经。

　　【症状】　经来腹痛，腰腿抽疼。

　　【方药】　酒当归四钱　粉赤芍三钱　川芎二钱　桃仁二钱

红花二钱　丹皮一钱半　元胡三钱　川牛膝三钱　官桂一钱半　炙香附四钱　乳香三钱　没药三钱

【加减】　月经错后者，加吴茱萸钱半，乌药二钱；赶前者，去官桂，加酒生地二钱；气滞者，加柴胡钱半，沉香一钱，通草一钱。

【用法】　水煎服。

【提示】　此方尚好，加红糖一两，引更佳。

【出处】　山西省中医学校门诊部亢子和（《山西省中医验方秘方汇集》第三辑）。

【主治】　经后腹痛。

【方药】　当归三钱　川芎二钱　炒白芍三钱　茯苓二钱　焦白术二钱　泽泻二钱　香附三钱　青皮三钱　乌药二钱　广木香一钱半　泽兰叶二钱

【用法】　水煎服。

【出处】　文水武权洲（《山西省中医验方秘方汇集》第三辑）。

【主治】　经前腹痛。

【方药】　当归四钱　川芎二钱　炒白芍三钱　香附四钱　元胡三钱　红花一钱半　丹参三钱　五灵脂二钱　乌药三钱　怀牛膝一钱半

【用法】　水煎服。

【出处】　文水武权洲（《山西省中医验方秘方汇集》第三辑）。

【主治】　经期腹痛，差前错后，属虚寒者。

【方药】　玄胡二钱　没药二钱　五灵脂二钱　蒲黄二钱　肉桂一钱　干姜二钱　小茴二钱　木香二钱　赤芍二钱　当归二钱　川芎二钱

【用法】　水煎服，日服三次，连服二至三剂。

【出处】　重庆市中医进修学校王宗汉（《四川省中医秘方验方》）。

【主治】　痛经。

【方药】　当归四钱　白芍三钱　熟地五钱　川芎二钱　陈皮二钱　香附三钱　乌药二钱　淫羊藿二钱　甘草八分

【用法】　水煎去渣，加红枣、冬酒冲服。

【治验】　①洪某某，女，二十二岁，月经前后腰腹刺痛，头昏眼花，用本方加天麻、菊花各三钱，服四剂而愈。

②尹某某，女，二十四岁，月经来时腹痛，月经呈黑块状，手足疼痛，舌白苔滑，本方加焦栀子、秦艽、防风、丹参、红花，姜枣引，冬酒冲服，四剂而愈。

【出处】　永新县烟阁联合诊所肖细妹（《锦方实验录》）。

【主治】　痛经（血虚气滞者）。

【方药】　四物汤加香附、延胡索、丹参、木香等。

【出处】　（《中医名方汇编》）。

【主治】　痛经（经后虚痛者）。

【方药】　八珍汤加减。香附　木香　或当归建中汤。

【出处】　（《中医名方汇编》）。

【**主治**】 痛经（气滞血瘀者）。

【**方药**】 延胡索汤。乳香 没药 蒲黄 姜黄 延胡索 当归 木香 甘草 生姜。

【**出处**】 （《中医名方汇编》）。

【**主治**】 痛经（寒凝气血者）。

【**方药**】 大温经汤。党参 当归 白芍 丹皮 阿胶 桂枝 姜黄 清夏 寸冬 甘草。

【**出处**】 （《中医名方汇编》）。

【**主治**】 痛经（热郁瘀结者）。

【**方药**】 宣郁通经汤。当归 白芍 柴胡 丹皮 炒栀子 香附 玉金 酒芩 甘草 白芥子。

【**出处**】 （《中医名方汇编》）。

【**主治**】 经前腹痛。

【**方药**】 当归五钱 川芎二钱 白芍三钱 元胡（研）二钱 香附三钱 郁金二钱 广木香一钱半 炙草一钱半

【**制法及用法**】 用水二茶杯，煎至一茶杯，清出，饭前温服。隔三小时，渣再煎服。

【**出处**】 （《青海中医验方汇编》）。

【**主治**】 经后腹痛。

【**方药**】 当归五钱 川芎三钱 白芍三钱 香附三钱 元胡（研）三钱 广木香一钱 广皮二钱 益母草三钱 炙草一钱半 没药二两

【制法及用法】 用水三茶杯，煎至一茶杯，清出去渣，饭前温服。隔三小时，渣再煎服。

【出处】 （《青海中医验方汇编》）。

【主治】 行经小腹疼痛不可忍。

【方药】 藏红花五分 当归五钱 川芎三钱 粉丹皮三钱 桃仁二钱 制没药二钱 陈皮二钱 茯苓三钱 元胡三钱

【制法及用法】 用水三茶杯，煎至一茶杯，清出去渣，饭前温服。隔三小时，渣再煎服。

【出处】 （《青海中医验方汇编》）。

【主治】 经期腹痛腰胀，痛苦不堪。

【方药】 归尾二钱 川芎二钱 赤芍二钱 丹皮二钱 生地一钱 红花一钱 桃仁三十粒 制香附二钱 元胡索二钱

【用法】 水煎服，每日二次。

【提示】 瘦人多虚火，可加黄连（炒）二钱，黄芩（炒）二钱。肥人多滞痰，可加枳壳二钱，苍术二钱。

【出处】 西宁铁路医院王文章（《中医验方汇编》）。

【主治】 经来腹疼。

【方药】 生地二钱 川芎一钱半 当归四钱 焦芍三钱 贡胶五钱 艾叶（炒）一钱半 黄芩三钱 白术三钱 没药五分 乳香五分 苏木八分 炙草二钱

【用法】 水煎服。

【出处】 田春亭（《大荔县中医验方采风录》）。

【主治】 经痛小腹有寒，经血不调，小腹作痛，白带
下，心烦腰酸，无热痛者。

【方药】 温经止痛汤：川芎一钱五分 归身五钱 甘草二钱
生芍一钱 明党三钱 贡胶三钱 桂枝五钱 丹皮三钱 姜下三钱
寸冬三钱 黑姜三钱 吴萸三钱 生艾叶三钱

【用法】 水煎服。

【出处】 磐石县（《吉林省中医验方秘方汇编》第三
辑）。

【主治】 月经不调，经前腹痛，经色黑量少，腰腿疼，
乳房胀疼。

【方药】 调经止痛汤：归尾三钱 赤芍二钱 乳香二钱
没药二钱 灵脂一钱五分 生卜黄一钱五分 香附三钱 元胡三钱

【用法】 水煎服。

【出处】 磐石县（《吉林省中医验方秘方汇编》第三
辑）。

【主治】 经来腹痛，色黑量少，头晕腰酸等症。

【方药】 小茴香一钱五分 炒当归二钱 酒延胡一钱五分
制香附三钱 川芎一钱 泽兰叶一钱五分 乌药一钱五分 丹参三钱
荆芥炭一钱五分 芫蔚子三钱 焦冬术一钱五分 橘核三钱 川断
二钱

【用法】 每月月经来时服五剂，每日煎服一剂，并宜连
续服三至四个月。

【禁忌】 月经无瘀滞、色不黑，且腹不痛者，忌服。

【提示】 经血色黑量少，有因血热者，亦有因气滞者。

但气滞者，多有腹痛。本方适宜于气滞而色黑量少的痛经。

【出处】　金华市许锡珍（《浙江中医秘方验方集》第一辑）。

【主治】　经前腹疼。

【方药】　当归五钱　红花三钱　桃仁三钱　川芎二钱　香附四钱　元胡三钱　生灵脂三钱　干漆炭三钱　白芍四钱　甘草一钱

【用法】　水煎服。

【出处】　郑章社医院王文郁（《祁州中医验方集锦》第一辑）。

【主治】　经来将尽腹痛。

【方药】　当归一钱　元胡八分　煅没药八分　红花一钱　香附八分

【用法】　研末，米酒冲服。

【出处】　长泰县共进社美彭村李细古（《采风录》第一集）。

【主治】　经前腹痛。

【方药】　莲子二钱　扁豆二钱　巴戟二钱　银杏七粒　白术一钱五分　蕪怀山二钱　茯苓二钱

【用法】　水一碗六分，煎八分服。

【出处】　长泰县刘德生（《采风录》第一集）。

【主治】　经前、经期腹痛。

【方药】　当归三钱　白芍三钱　牡丹皮一钱五分　栀子一钱

白芥子二钱　香附四钱　郁金一钱五分　柴胡一钱　黄芩一钱　甘草八分

【用法】　水一碗八分煎九分服。

【出处】　长泰县红旗社罗子铭（《采风录》第一集）。

【主治】　妇女经来腹痛，脉沉弦。

【方药】　当归三钱　杭芍三钱　川芎二钱　元胡三钱　制香附三钱　乌药三钱　青皮三钱　艾叶二钱　莪术一钱　酒炒五灵脂二钱　益母草二钱

【制法及用法】　水煎，空心服。

【禁忌】　生冷食物、气郁恼怒。

【出处】　平遥县王裕普（《山西省中医验方秘方汇集》第二辑）。

【主治】　经痛。

【症状】　行经时，腹内疼痛。

【方药】　当归尾一钱　川芎一钱　赤芍一钱　丹皮一钱　醋香附一钱　元胡一钱　生地五钱　红花五钱　桃仁五分

【加减】　瘦人有火者，加炒黄连、黄芩各一钱；胖人有痰，加枳壳、苍术各一钱。

【用法】　水煎服。

【禁忌】　体虚者忌服。

【出处】　岚县杨士俊（《山西省中医验方秘方汇集》第三辑）。

【主治】　经前腹疼。

【方药】　杭芍五钱　当归五钱　粉丹皮五钱　栀子三钱　白芥子二钱　柴胡一钱　香附一钱　郁金一钱　酒芩一钱　甘草一钱

【用法】　水煎温服。

【出处】　王慰初（《大荔县中医验方采风录》）。

【主治】　妇人少腹实胀，寒湿凝滞，腹内阵痛。

【方药】　全当归一钱半　川芎一钱半　泡吴黄一钱　制半夏一钱半　原麦冬二钱　制香附二钱　藁本一钱半　肉桂八分　炙甘草六分　防风二钱　广陈皮一钱

【用法】　水煎分服。

【提示】　寒湿阻滞胞宫，引起腹痛和月经不调，舌苔白厚，脉象濡细。

【出处】　江山县蔡进修（《浙江中医秘方验方集》第一辑）。

【主治】　痛经、经漏。

【方药】　阿胶二钱　蕲艾炭八分　当归二钱　炒川芎一钱五分　炒赤芍一钱五分　炮姜一钱　五灵脂三钱　楂炭二钱　延胡索三钱　牛膝炭三钱

【用法】　煎服。

【提示】　血多者可用炭。血滞而痛，则牛膝、山楂、艾叶，可不必用炭。

【出处】　吴兴县高越人（《浙江中医秘方验方集》第一辑）。

【主治】 小腹疼痛，积滞胀满，经血不调，赤白带下等症。

【方名】 新建少腹逐瘀汤

【方药】 当归三钱 元胡三钱 沉香一钱 文术三钱 甘草一钱 川芎三钱 赤芍三钱 蒲黄三钱 灵脂二钱 官桂花一钱 乌药三钱

【加减】 有寒者，加附子、炮姜；气虚者，加党参、白术，去灵脂；贫血者，加生地、丹参，去术。

【用法】 水煎服。

【治验】 本方治妇女患者百余人，其疗效各有差异。凡妇女少腹疼而无积聚症者治愈率高，腹疼兼寒证者次之，若有癥瘕积聚则疗效最差。

【出处】 滦县李广云（《十万金方》第十辑）。

【主治】 妇人少腹痛，经血有瘀。

【方名】 活血止痛汤

【方药】 苏木五钱 当归三钱 川芎三钱 茴香（热炒）三钱 生灵脂三钱 生蒲黄三钱 没药（炒）四钱 官桂三钱 赤芍二钱 甲珠二钱 川楝子四钱 生姜三片引

【用法】 水煎服。

【治验】 克勤沟岗子乡东多尔张连延之妻，二十九岁，用药二剂痊愈。

【出处】 围场县杨化园（《十万金方》第十辑）。

【主治】 行经小腹疼痛。

【方药】 当归四钱 生地二钱 杭芍二钱 川芎二钱 木香

二钱　元胡二钱　茴香三钱　榔片二钱　川楝子二钱　甘草二钱

　　【用法】　水煎服。

　　【出处】　博野孟昭灿（《祁州中医验方集锦》第一辑）。

　　【主治】　行经少腹痛，并吐酸水。

　　【方药】　全当归三钱　大川芎二钱　川楝子三钱　炒小茴一钱　广木香一钱　生蒲黄一钱半　五灵脂（半炒）三钱　赤芍三钱　炙甘草一钱半　官桂一钱　炮姜五分

　　【制法及用法】　如不吞酸吐水，去广木香、砂仁。水煎服。

　　【出处】　太原市宁绍武（《山西省中医验方秘方汇集》第二辑）。

　　【主治】　痛经。

　　【症状】　月经赶前，腹痛有血块。

　　【方药】　当归五钱　生地四钱　白芍五钱　川芎五钱　柴胡四钱　黄芩三钱　桃仁三钱　红花二钱　生姜三片引

　　【用法】　水煎服。

　　【出处】　米子云（《山西省中医验方秘方汇集》第三辑）。

　　【主治】　月经不通，腰腹痛。

　　【方药】　牛膝一两　官桂一两　赤芍一两　元胡一两　桃仁一两　归尾一两五钱　丹皮一两五钱　广木香一两五钱

　　【用法】　研末，空心酒冲服，每次三钱。

　　【提示】　同时配合针灸治疗，针三阴交、合谷、三里。

　　【出处】　侯永吉（《中医验方汇编》）。

【主治】 经前腹疼。

【方药】 当归五钱 生芍五钱 粉丹皮五钱 焦栀三钱 白术二钱 香附二钱 柴胡一钱半 郁金一钱 酒芩一钱 炙草一钱

【用法】 水煎服。

【出处】 李新英（《大荔县中医验方采风录》）。

【主治】 经后腹疼。

【方药】 当归三钱 杭芍三钱 山药五钱 白术三钱 萸肉三钱 巴戟一钱 炙草一钱

【用法】 水煎服。

【出处】 李新英（《大荔县中医验方采风录》）。

【主治】 经前腹疼。

【方药】 全归三钱 川芎二钱 生杭芍三钱 白术三钱 泽泻三钱 云苓三钱 青皮二钱 香附三钱 元胡二钱 桂枝二钱 枳壳二钱 粉草一钱半

【用法】 水煎温服。

【出处】 孙林卿（《大荔县中医验方采风录》）。

【主治】 妇女经痛。

【方药】 党参三钱 柴胡二钱 条芩二钱 生杭芍三钱 制半夏一钱半 白术三钱 金铃子三钱 香附三钱 元胡一钱半 粉草一钱半 生姜引

【用法】 水煎服。

【出处】 孙林卿（《大荔县中医验方采风录》）。

【主治】 经痛。

【方药】 当归二钱 川芎二钱 酒杭芍三钱 酒生地三钱 酒香附三钱 元胡一钱半 青皮二钱 陈皮二钱 丹皮二钱 灵脂一钱 吴萸三分 生草五分

【用法】 水煎服，生姜三片引。

【出处】 阳城张建勋（《山西省中医验方秘方汇集》第三辑）。

【主治】 经来腹痛。

【方药】 酒白芍五钱 当归五钱 酒香附五钱 酒白芥子一钱 柴胡一钱 郁金一钱半 生草一钱半

【用法】 水煎服。

【出处】 阳城乔保善（《山西省中医验方秘方汇集》第三辑）。

【主治】 痛经。

【方药】 当归三钱 杭芍三钱 川芎二钱 白术三钱 云苓三钱 泽泻三钱 丹参三钱 檀香二钱 砂仁二钱 元胡二钱 灵脂二钱

【用法】 水煎服。

【外治】 针三里、三阴交、关元、气海、中极

【出处】 张春岫（《大荔县中医验方采风录》）。

【主治】 痛经。

【方药】 归芎散：当归五钱 川芎三钱 白芍六钱 元胡五钱 乳香三钱 没药四钱 广木香三钱

【用法】 共研细末，每服三钱，早晚服。
【出处】 西宁中医院马海如（《中医验方汇编》）。

【主治】 月经前后腹痛腰酸。
【方药】 当归三钱 白芍二钱 元胡三钱 乳香三钱 没药二钱 香附二钱 丹皮一钱半 杜仲三钱 川续断三钱
【用法】 水煎，经期前服，一日一剂。
【出处】 西宁中医院章承启（《中医验方汇编》）。

【主治】 经期腹痛。
【方药】 泽兰三钱 当归三钱 延胡三钱 川楝子（煨）三钱 续断四钱 丹参四钱 木香三钱
【用法】 水煎服。
【出处】 西宁中医院（《中医验方汇编》）。

【主治】 痛经。
【方药】 柴胡二钱 白芍三钱 云苓四钱 白术二钱 当归三钱 川芎二钱 甘草（炙）一钱半 元胡三钱 香附三钱 粉丹皮一钱 生姜一钱 益母草三钱
【用法】 水煎服。
【出处】 熊长焱（《中医验方汇编》）。

【主治】 痛经，经血不调。
【方药】 当归三钱 白芍三钱 粉丹皮二钱 焦栀子二钱 白芥子二钱 银柴胡二钱 香附子三钱 川郁金二钱 酒黄芩二钱 元胡索三钱 生甘草三钱

【用法】 水煎服，连服四剂。

【出处】 西宁市卫协李耀亭（《中医验方汇编》）。

【主治】 痛经。

【方药】 怀山药五钱　阿胶珠三钱　当归三钱　白芍三钱
山萸肉三钱　巴戟肉二钱　生甘草三钱　元胡索三钱　炙乳香二钱
炙没药二钱

【用法】 水煎服。

【出处】 西宁市卫协李耀亭（《中医验方汇编》）。

【主治】 痛经，吐血。

【方药】 当归三钱　大生地三钱　白芍三钱　粉丹皮二钱
辽沙参三钱　黑荆芥三钱　川牛膝二钱

【用法】 水煎服。每逢吐血，连服四剂。

【出处】 西宁市卫协李耀亭（《中医验方汇编》）。

【主治】 经前腹痛，热入血室。

【方名】 调经汤

【方药】 香附四钱　当归五钱　苍术三钱　枳壳三钱　川芎
二钱　川朴三钱　木通三钱　坤草三钱　柴胡三钱　苏梗三钱　茯
苓三钱　荆芥二钱

【用法】 水煎服。

【治验】 1958 年 3 月，间营房乡第六队王贵英十九岁，
患经前腹痛，服本方一剂痊愈。

【出处】 围场县张立昆（《十万金方》第十辑）。

【主治】 经来先期腹疼，平日下白带，脉沉弦微虚，尺脉细小。

【方药】 醋元胡三钱　当归六钱　官桂二钱　甘草二钱　公丁香二钱　山楂核（醋炒）三钱　醋郁金二钱　沙参四钱　酒续断三钱　苦参三钱　怀牛膝三钱　肉蔻（用赤石脂炒，去石脂不用）三钱

【制法及用法】 将上药装瓶内，用17%的酒精600毫升浸十天至半月，过滤装瓶，密封备用。每日早晚服二次，每次3毫升以开水冲，温服。

【禁忌】 生冷和辛辣等物。

【出处】 太谷县党振祥（《山西省中医验方秘方汇集》第二辑）。

【主治】 经后腹痛。

【方药】 当归四钱　川芎三钱　酒芍四钱　炙草二钱　党参四钱　桂心二钱　台乌三钱　贡胶二钱　寸冬三钱　丹皮三钱　半夏三钱

【用法】 水煎，食前30分钟服用。

【禁忌】 生冷之物。

【出处】 桦甸县（《吉林省中医验方秘方汇编》第三辑）。

【主治】 经后腹疼。

【方药】 当归三钱　姜炭二钱　白术二钱　白芍三钱　熟地三钱　吴萸一钱半　云苓二钱　沉香一钱半　甘草一钱

【用法】 水煎服。

【出处】 博野医院傅定国（《祁州中医验方集锦》第一辑）。

【主治】　经前腹疼。

【方药】　木香三钱　砂仁三钱　元胡三钱半　川芎二钱　赤芍一钱半　榔片三钱　木香三钱　香附二钱　三棱二钱半　当归三钱　刘寄奴二钱　熟地二钱

【用法】　水煎服。

【出处】　博野医院傅定国（《祁州中医验方集锦》第一辑）。

【主治】　行经腹疼，尺脉沉细。

【方药】　当归三钱　川芎一钱五　白芍三钱五　熟地三钱　紫苏一钱半　吴萸二钱　木香一钱五　香附二钱　官桂二钱　炮姜一钱

【用法】　水煎服。

【出处】　（《十万金方》第一辑）。

【主治】　月经不调，经前三五日腹痛不止。

【方药】　当归三钱　元胡三钱　三棱二钱　莪术二钱　红花二钱　灵脂二钱　丹皮二钱　栀子三钱　枳壳二钱五分　白芍二钱　乳香二钱　没药二钱　甘草二钱

【制法】　水煎。

【用法】　每日早晚空心服。

【出处】　赤城县程月桂（《十万金方》第一辑）。

【主治】　经前腹痛数日，而后行经其色多紫黑者。

【方药】　当归五钱　杭芍五钱　柴胡一钱　香附一钱　栀子（炒）三钱　川郁金一钱　丹皮五钱　黄芩一钱　白芥子二钱　甘草

一钱

【用法】 水煎服。

【出处】 深县（《十万金方》第十辑）。

【主治】 月经不调，来时少腹痛、颜色紫，血热口苦。

【方药】 坤草七钱 桃仁三钱 红花一钱 丹皮二钱 赤芍三钱 元胡三钱 香附三钱 生地五钱 归尾四钱 川芎三钱 川连三钱 条芩三钱 三棱二钱 莪术二钱 甘草一钱

【制法】 水煎。

【用法】 内服，四五剂可愈。

【出处】 商专李思元（《河南省中医秘方验方汇编》续二）。

【主治】 月经后期腹痛，起痒疙瘩。

【方药】 当归四钱 赤芍四钱 桃仁五钱 红花三钱 元胡四钱 灵脂四钱 血竭花二钱 元桂八分 胡麻仁四钱 白藓皮四钱 蒺藜四钱 蝉蜕三钱

【制法】 水煎。

【用法】 内服。

【出处】 尉氏陆发祥（《河南省中医秘方验方汇编》续二）。

【主治】 月经不调，痛经。

【方药】 当归三钱 川芎二钱 杭芍三钱 白术三钱 粉丹皮二钱 元胡三钱 没药二钱 川牛膝三钱 桃仁三钱 红花三钱 云苓二钱

【用法】　水煎服。

【出处】　西宁第三门诊部马祥麟（《中医验方汇编》）。

【主治】　月经不调，腰腹痛。

【方药】　熟地六两　茯苓三两　当归三两　白芍三两　杜仲三两　续断二两　白术二两　川芎二两　故子二两　元胡二两　枣皮二两　黄芪二两　枸杞二两　炮姜五钱　核桃仁四两　香附四两

【制法】　共研细末，炼蜜为丸，如梧子大。

【用法】　每服三钱，盐开水下。

【加减】　腹痛，加小茴一两。

【出处】　鄂城县（《湖北验方集锦》第一集）。

【主治】　经前腹痛（妇女经来前用凉水洗澡，或吃过凉食物后得此病）。

【方药】　当归四钱　白芍三钱　枳壳三钱　川朴三钱　青皮三钱　陈皮三钱　元胡三钱　广木香一钱半　香附四钱　泄叶三钱　红花一钱半　坤草五钱　泽兰三钱　西吉三钱　朴硝三钱　甘草二钱

【制法】　水煎。

【用法】　内服。

【出处】　尉氏李可钦（《河南省中医秘方验方汇编》续二）。

【主治】　经前小腹胀痛。

【方药】　广木香一钱半　香附三钱　槟榔三钱　青皮三钱　陈皮二钱　乌药三钱　砂仁一钱半　元胡三钱　枳壳三钱　炙草一

钱　生姜三片引

【用法】　水煎服。

【提示】　本方对气郁滞有效，若血虚胀痛，则用时宜慎之。

【出处】　昔阳梁德（《山西省中医验方秘方汇集》第三辑）。

【主治】　妇女经期前后疼痛，或月经期后，延日不净。

【方药】　白芍药三钱　当归三钱　川芎二钱　吴黄一钱五分　丹皮三钱　阿胶三钱　党参三钱　麦冬三钱　干姜一钱　肉桂一钱五分　法夏二钱　炙甘草一钱

【制法】　水煎，去渣取汁，加入阿胶烊化。

【用法】　日服三次。

【出处】　孝感专署（《湖北验方集锦》第一集）。

【主治】　经前腹痛。

【方药】　熟地黄二钱　当归二钱　川芎二钱　赤芍药二钱　元胡索一钱五分　苦楝皮一钱五分　香附子一钱五分　桃仁一钱　红花一钱　黄连一钱

【用法】　水煎服，日三次（三日间）。

【出处】　延吉县沈龙洽（《吉林省中医验方秘方汇编》第三辑）。

【主治】　经期将行，少腹胀痛。

【方药】　当归四钱　川芎三钱　赤芍三钱　苍术三钱　薏米四钱　木香二钱　乌药三钱　灵脂二钱　元胡二钱　蒲黄三钱　香

附三钱

　　【用法】　水煎，食前三十分钟服下。

　　【禁忌】　生冷。

　　【出处】　桦甸县（《吉林省中医验方秘方汇编》第三辑）。

　　【主治】　妇女经后少腹痛。

　　【方药】　当归二钱　吴萸三钱　元胡三钱　川姜二钱　白芍三钱　木香二钱半　川芎二钱　附片二钱　香附三钱　艾叶二钱

　　【制法】　水煎。

　　【用法】　内服。

　　【出处】　沔阳县（《湖北验方集锦》第一集）。

十一、血崩

　　妇女不在行经期间，阴道突然大量出血，来势急、血量多，称为血崩，属于妇科的疑难病症。

　　西医学的无排卵型功能失调性子宫出血、生殖器炎症和某些生殖器肿瘤均可导致。

　　【主治】　血崩。

　　【方药】　鲜葛根二至三两

　　【制法及用法】　将鲜葛根洗净，和猪肉炆服，不加盐。少则吃一次，多则二三次。

　　【出处】　新建卫协分会（《江西省中医验方秘方集》第三集）。

　　【主治】　血崩。

　　【方名】　地榆苦酒煎

　　【方药】　炙地榆一两

　　【制法】　陈醋一饭碗，煎地榆成一茶杯，饮之立止。

　　【治验】　献方人之妻，得血崩症，照方服后即止。

　　【出处】　涿鹿县任棠林（《十万金方》第二辑）。

【主治】 崩中漏下，淋漓不断，少腹作痛。

【方药】 铺地锦（一半炒丸，一半用生）　香附（醋炒炭）七钱

【制法】 水煎服。

【用法】 温服。若服后少腹不痛但血还未止，将香附全去，单用铺地锦一两半炒炭为末，少加红糖，白滚水送下。

【提示】 铺地锦一名血见愁。

【出处】 无极县孟爱三（《十万金方》第二辑）。

【主治】 血崩。

【方药】 草纸灰

【用法】 用好酒一盅送服。

【出处】 阳原县毛克明（《十万金方》第三辑）。

【主治】 崩漏不止。

【方药】 贯众一两

【制法】 用陈醋浸三天晒干，焙黄为末。

【用法】 分三次，米汤送服。

【出处】 沽源县张生（《十万金方》第三辑）。

【主治】 妇女经血崩漏。

【方药】 人中白三钱五分

【用法】 焙黄研末，米汤送服。

【出处】 商都县王鸿仁（《十万金方》第三辑）。

【主治】 血崩及肠风下血。

【方药】 霜后干丝瓜

【用法】 焙干成炭研面。每服三钱，黄酒送下，空心服。

【出处】 伍仁桥乡李斌卿（《祁州中医验方集锦》第一辑）。

【主治】 血崩漏，下腹痛。

【方药】 鲤鱼鳞（炒炭为面）三钱

【用法】 黄酒送下，白水亦可。

【治验】 小南流村王小瑞，七十五岁，服本方而愈。辛庄冯氏，女，五十九岁，服本方而愈。

【出处】 焦庄乡王兵山（《祁州中医验方集锦》第一辑）。

【主治】 妇女血崩。

【方药】 干黑驴粪

【用法】 为粗末，装入坛内烧烟，令患妇坐其上，久熏自愈。

【出处】 伍仁桥乡张景贤（《祁州中医验方集锦》第一辑）。

【主治】 妇女血崩。

【方药】 地榆一两

【用法】 米拌炒炭为面，每服三钱，白水送下，一日用完。

【出处】 伍仁桥宋殿勋（《祁州中医验方集锦》第一辑）。

【主治】　妇女崩漏。

【方药】　兔子两耳（焙干为面）

【用法】　黄酒冲服，立愈。

【出处】　伍仁桥宋殿勋（《祁州中医验方集锦》第一辑）。

【主治】　妇女子宫出血及各种失血病。

【方药】　血见愁一两

【用法】　炒黄为面，分三次服，一日服完，白水送下。

【出处】　伍仁桥医院张秀岩（《祁州中医验方集锦》第一辑）。

【主治】　妇女血崩。

【方药】　棉花子一两

【用法】　炒黄为面，黄酒二两送下。

【出处】　西照村赵春金（《祁州中医验方集锦》第一辑）。

【主治】　妇人血崩不止。

【方药】　小公鸡一个

【用法】　去毛及肠胃，后将汉三七面五钱放入鸡肚内，砂锅蒸食之，即愈。

【治验】　治愈马小多、田小菊、甘金平等五人。

【出处】　庞各庄乡西安固城村刘一农（《祁州中医验方集锦》第一辑）。

【主治】 血崩。

【方药】 鹿角一两

【用法】 烧炭为面，每服二钱，早晚二次，黄酒送下。

【出处】 安国凤凰堡村李福永（《祁州中医验方集锦》第一辑）。

【主治】 妇女经血不止。

【方药】 棉花根皮四两

【用法】 捣碎，水煎，一日服二次。

【治验】 本村杨某某，五十岁，经水不止，服二次即愈。

【出处】 安国县侯村史琨玉（《祁州中医验方集锦》第一辑）。

【主治】 妇女血崩不止。

【方药】 木头灰（药材）一两

【用法】 微炒，水煎服。

【出处】 安国县郑章医院陈慕唐（《祁州中医验方集锦》第一辑）。

【主治】 血崩症。

【方药】 生猪蹄七个　贯众五钱　棕炭五钱

【用法】 共为细面，黄酒四两熬开，分二次冲服。

【出处】 安国县先锋公社医院高屾森（《祁州中医验方集锦》第一辑）。

【主治】 血崩不止。

【方药】 地榆一两

【用法】 醋煎服。

【治验】 本村李老林之妻，年三十八岁，血流不止，服本方而愈。

【出处】 安国建新村秦怀璞（《祁州中医验方集锦》第一辑）。

【主治】 血崩。

【方药】 丝瓜络（又名天罗蒲）半条

【用法】 研末，冲气酒服。

【出处】 长泰县岩溪保健院李世雄（《采风录》第一集）。

【主治】 血崩。

【方药】 旧棕索四两

【用法】 煅研末，分二次，用酒冲服。

【出处】 漳浦县佛坛公社马坪马振顺（《采风录》第一集）。

【主治】 血崩。

【方药】 荔枝壳二十粒

【用法】 水一碗，煎半碗服。

【出处】 长泰共进社杨德源（《采风录》第一集）。

【主治】 血崩。

【方药】 黑川连四钱

【用法】　研末，冲米酒半杯服。

【出处】　南靖县乘东风保健院沈亨通（《采风录》第一集）。

【主治】　血崩。

【方药】　山蜜蜂房适量

【用法】　煅研末，冲气酒半杯服。

【出处】　漳浦县深涂社六鳌郑九如（《采风录》第一集）。

【主治】　血崩（子宫出血）。

【方药】　头季芋（烧灰）四两

【用法】　煎汤服。

【出处】　福鼎县卫生工作者协会六区分会（《福建省中医验方》第二集）。

【主治】　血崩（子宫出血）。

【方药】　三白草根一两（鲜的用二两）

【用法】　同赤猪肉炖服。

【提示】　三白草根又称五路白。

【出处】　将乐县卫生工作者协会（《福建省中医验方》第二集）。

【主治】　血崩（子宫出血）。

【方药】　木贼草根（炒干）一两

【用法】　水酒各半，炖鸡蛋服。

【出处】　上杭县张福祥（《福建省中医验方》第二集）。

【主治】　血崩。

【方药】　黑地输（研末）二钱

【用法】　冲酒服。

【出处】　莆田县林志标（《福建省中医验方》第三集）。

【主治】　血崩。

【方药】　棉子八钱

【用法】　去棉取子，洗净并捣过，炖土带酒服或汤酒各半，炖服。

【出处】　屏南县倪建平（《福建省中医验方》第三集）。

【主治】　血崩。

【方药】　荔枝壳一两

【用法】　水煎服。

【出处】　莆田县苏镇（《福建省中医验方》第三集）。

【主治】　血崩。

【方药】　五灵脂（生炒各半）五钱

【用法】　用米汤和清水各半煎服。

【出处】　莆田县龚子耀（《福建省中医验方》第三集）。

【主治】　血崩（小产血崩，各种崩漏）。

【方药】　龙眼树皮三分

【制法】　采取龙眼树外层鳞状粗皮（接尾者勿用），烧存性，勿混入炭屑，离火置于洁净地面用碗盖上，待火气退尽取出，研为细末，瓷罐贮藏候用。

【用法】 每次用三分。用鲜晒龙眼干三粒，取其肉包装药末，用阴阳水囫囵吞下或咀嚼咽下。

【出处】 莆田县涵江镇黄仲山（《福建省中医验方》第四集）。

【主治】 血崩，面黄危急。

【方药】 楮树叶一把

【制法】 水煎。

【用法】 内服。

【出处】 洛专万圣中（《河南省中医秘方验方汇编》续一）。

【主治】 血崩不止。

【方药】 楮树叶干的二两，鲜的五两

【制法】 水煎，加红糖适量。

【用法】 内服。

【出处】 洛专张文卓（《河南省中医秘方验方汇编》续一）。

【主治】 血崩。

【方药】 小麦酶穗（即小麦黑死穗）二个

【制法】 瓦上焙黄为细末。

【用法】 开水一次送服。

【出处】 洛专郭石秀（《河南省中医秘方验方汇编》续一）。

【主治】 血崩不止。

【方药】 鱼鳔二两

【制法】 焙黄为末。

【用法】 黄酒冲服，以汗出为度。

【出处】 安阳宋迪廷（《河南省中医秘方验方汇编》续一）。

【主治】 血崩。

【方药】 丝罗底一张

【制法】 烧成炭，研末。

【用法】 开水冲服。

【出处】 安阳秦仑（《河南省中医秘方验方汇编》续一）。

【主治】 血崩。

【方药】 墓头回三钱

【用法】 水煎内服。

【出处】 安阳周济人（《河南省中医秘方验方汇编》续一）。

【主治】 血崩，下血不止。

【方药】 小米二两

【制法】 将小米放锨背面，用火烧，炒成炭，为细末。

【用法】 服时加红糖适量，开水送下。

【出处】 郸城张怀山（《河南省中医秘方验方汇编》续二）。

【主治】　血崩。

【方法】　用桑木柴烧犁铧，用醋激之，熏鼻即愈。

【出处】　商专郭心珍（《河南省中医秘方验方汇编》续二）。

【主治】　血崩。

【方药】　贯众炭三钱

【制法】　研为细末。

【用法】　用黄酒加开水送服。

【出处】　商专王治韶（《河南省中医秘方验方汇编》续二）。

【主治】　血崩及吐衄。

【方药】　杏仁皮四个

【制法】　瓦上焙黄，研为细末。

【用法】　用黄酒冲服，二次即愈。

【提示】　本方杏仁皮量似嫌少，可少变动。

【出处】　遂平张瑞亭（《河南省中医秘方验方汇编》续二）。

【主治】　血崩，下血不止或数月不止。

【方药】　棉子一把

【制法】　放锅内炒成炭，研末，熬水，加入红糖一把。

【用法】　内服，当时即止，再服下方收功：当归六钱　川芎三钱　西洋参一钱　佛手三钱　牛膝三钱　茜草三钱　桃仁五钱　地榆炭四钱　枣仁三钱　丹皮二钱　续断三钱　广三七一钱半甘草—钱　白茅根藕节为引，水煎内服，一剂痊愈。

　　【出处】　淮滨丁炳垣（《河南省中医秘方验方汇编》续二）。

　　【主治】　血崩。

　　【方药】　大麦黑穗（即大麦穗）二两

　　【制法】　放锅内炒至出烟为度，再以水煎，加红糖少量。

　　【用法】　内服即止。

　　【出处】　新专靳伯谦（《河南省中医秘方验方汇编》续二）。

　　【主治】　妇女血崩不止。

　　【方药】　蚌（水田中活的）数个

　　【用法】　捣烂放在锅内炒，等涎沫黏上锅壁后，用水酒煮开，铲出滤去渣，用碗盛，兑黄糖吃。

　　【出处】　汝城中医钟碧楚（《湖南省中医单方验方》第二辑）。

　　【主治】　妇女血崩或带下，头昏心空，血下不止者。

　　【方药】　狗牙瓣四两

　　【用法】　用狗牙瓣（生干都可以）炖鸡肉食。

　　【出处】　重庆市中医进修学校周顺乾（《四川省中医秘方验方》）。

【主治】　血崩。

【方药】　棕树花

【用法】　炖猪蹄子服。

【提示】　棕树花能止血，用猪蹄炖服，更具有营养补益之作用。

【出处】　王惠安（《成都市中医验方秘方集》第一集）。

【主治】　血崩。

【方药】　①大力参五钱

②党参五钱　白术三钱　炙甘草二钱　当归三钱　陈皮一钱五分　炙黄芪三钱　升麻五分　柴胡二钱

【用法】　水煎服。

【治验】　患者康素芬，女，二十七岁，因子宫肌瘤（医院确诊）手术后出血不止，面色苍白，呼吸短促，服第一方血止神清，续服第二方五剂后，恢复健康。

【出处】　宜春县黄毅然（《锦方实验录》）。

【主治】　血崩。

【方药】　乌云盖雪的叶（又叫白面风，是草药）

【用法】　捣碎，黑血成块属寒者用红糖开水送服，食后鲜血属热者以冷开水送服。

【出处】　江西赣县戴风标（《中医名方汇编》）。

【主治】　妇人血崩不止。

【方药】　香附（去毛，炒焦研末）

【用法】　用陈棕炭三钱，煎汁送服香附末二钱，一日二次。如因血出过多甚至昏迷者，用米饮或参汤送服。

【出处】 杭州市董浩（《浙江中医秘方验方集》第一辑）。

【主治】 血崩。

【方药】 红的榕树根

【用法】 水炖服。

【出处】 江西赣县丘后震（《中医名方汇编》）。

【主治】 房事过度，血流不止。

【方药】 当归五钱　炙芪五钱　三七　桑叶各三钱

【用法】 水煎服。

【出处】 李新英（《大荔县中医验方采风录》）。

【主治】 血崩不止（无论胎前产后或平时皆可用）。

【方药】 米醋一斤或半斤

【用法】 放入磁器内煮沸，使鼻中吸入醋气，其血立止。

【出处】 史沛棠（《浙江中医秘方验方集》第一辑）。

【主治】 妇人崩血不止，吐血亦可。

【方药】 槐蘑二两

【用法】 引用醋，水煎服。

【出处】 深县（《十万金方》第十辑）。

【主治】　子宫出血

【症状】　妇女崩血，诸药不效。

【方药】　五灵脂（醋炒令其烟尽，为末）三钱

【用法】　温黄酒冲服一钱，日服三次，即效。

【出处】　高平张新甫（《山西省中医验方秘方汇集》第三辑）。

【主治】　血崩。

【方药】　杜鹃花根（即艳山红）四两

【用法】　用水煎服。

【出处】　綦江县陈奇能（《四川省医方采风录》第一辑）。

【主治】　血崩。

【方药】　红赤葛根四两

【用法】　用水煎服。

【出处】　綦江县赵辅成（《四川省医方采风录》第一辑）。

【主治】　血崩，兼治血淋。

【方药】　三颗针（草药）四两

【用法】　炖猪肉服。

【出处】　万县专区中医代表会（《四川省医方采风录》第一辑）。

【主治】　崩漏不止。

【方药】　槐子一两五钱

【制法】　将槐子炒存性，研末。

【用法】　空心服，每次三钱，温开水送下。

【出处】　孝感专署（《湖北验方集锦》第一集）。

【主治】　血崩。

【方药】　莲蓬

【制法】　将莲蓬炒黑，研细末。

【用法】　每次用酒冲服三钱。

【出处】　孝感专署（《湖北验方集锦》第一集）。

【主治】　崩漏不止。

【方药】　栀子一两五钱

【制法】　将栀子炒黑存性，研末。

【用法】　日服二次，早晚空心用开水送下三钱。

【出处】　监利县（《湖北验方集锦》第一集）。

【主治】　老妇血崩。

【方药】　贯众一两

【制法】　将上药烧存性，研末。

【用法】　每服一钱，用酒送下。

【出处】　监利县（《湖北验方集锦》第一集）。

【主治】　崩病。

【方药】　地榆一两

【制法】 地榆用醋煎，露一宿。

【用法】 早上温服立止。

【出处】 恩施专署（《湖北验方集锦》第一集）。

【主治】 妇人红崩。

【方药】 红桂花四两

【制法】 晒干打成面。

【用法】 兑白酒，二日分服。

【出处】 民间单方（《中医采风录》第一集）。

【主治】 崩漏。

【方药】 地榆一两

【用法】 苦酒煎，露一宿，次晨温服。

【提示】 服后即止，再随证治之。

【出处】 西宁上游公社医疗所李华如（《中医验方汇编》）。

【主治】 妇女血崩症。

【方药】 干红萝卜缨四两　赤糖一两

【制法】 先将红萝卜缨入砂锅内，用水三碗慢火煎成一碗，再将赤糖入于锅内，再煮十分钟，将糖溶化。

【用法】 令患者一次服之，病轻者分两次服用（萝卜有红白两种，用红不用白）。

【出处】 （《十万金方》第二辑）。

【主治】 妇女经血崩漏。

【方药】 刺刺菜二两　鸡蛋三个

【用法】 把以上两味同放砂锅内加水煮熟，吃鸡蛋后喝汤，崩漏立止。

【出处】 赤城县何太常（《十万金方》第二辑）。

【主治】 血崩。

【方药】 百草霜五钱　槐花（炒）一两

【制法】 共研细末。

【用法】 日服二次，每次二钱。

【出处】 易县马六生（《十万金方》第三辑）。

【主治】 妇女血崩。

【方药】 乌梅炭三钱　棕炭三钱

【用法】 共为面，黄酒送下。

【治验】 安国东固村崔建华之妻，三十四岁，患此症，用本方而愈。张乡村韩清臣之妻，五十六岁，因气患血崩，服三剂全愈。

【出处】 安国县东固村崔殿奎（《祁州中医验方集锦》第一辑）。

【主治】 血崩。

【方药】 当归五钱　黑荆芥五钱

【用法】 水酒各八分，煎八分，空腹服。

【出处】 南靖县超英社谢云峰（《采风录》第一集）。

【主治】 血崩（子宫出血）。

【方药】 熟地二两　番鸭一只

【用法】　合炖，汤、鸭、药均可服。
【出处】　明溪县杨先知（《福建省中医验方》第二集）。

【主治】　血崩（子宫出血）。
【方药】　苍耳子根五钱　炒荆芥五钱
【用法】　同兔子炖服（若无兔子，以母鸭代之亦可）。
【出处】　将乐县卫生工作者协会（《福建省中医验方》第二集）。

【主治】　血崩（子宫出血）。
【方药】　阿胶一两　当归三钱
【用法】　开水冲，炖服。
【出处】　闽候县陈筱文（《福建省中医验方》第二集）。

【主治】　血崩（子宫出血）。
【方药】　棕（烧灰存性）　龙骨各二钱
【用法】　共研细末，米汤调酒送下，饭前服。
【出处】　建瓯县魏仲沂（《福建省中医验方》第二集）。

【主治】　血崩（子宫出血）。
【方药】　红参三钱　白鸽子一只
【用法】　炖服。
【出处】　三元县卫生工作者协会（《福建省中医验方》第二集）。

【主治】 血崩。

【方药】 棕灰三钱　艾叶灰一钱半

【用法】 温酒调服，每次服一钱半，轻者服一次，重者服两三次，即愈。

【出处】 龙溪县曹步升（《福建省中医验方》第三集）。

【主治】 血崩（血崩及月经过多）。

【方药】 鲜橄榄二两　生地黄一两

【用法】 水煎服。如系月经过多，则将鲜橄榄炒黑研末，每日用四枚，冲老酒服。

【出处】 福州市帮洲街十号张朝海（《福建省中医验方》第四集）。

【主治】 血崩。

【方药】 生地榆一两　好米醋三碗

【用法】 煎服。

【出处】 张络先（《河南省中医秘方验方汇编》）。

【主治】 血崩。

【方药】 地榆四两　归身四两

【用法】 水煎服。

【出处】 刘世昌（《河南省中医秘方验方汇编》）。

【主治】 崩中不止。

【方药】 炒槐米三钱　炒黄芩二钱

【制法】 共为细末。

【用法】　酒冲服。

【出处】　张心宁（《河南省中医秘方验方汇编》）。

【主治】　血崩。

【方药】　绵芪二两　黄芩三钱

【制法】　水煎。

【用法】　内服。

【加减】　病重，加三七三钱。

【出处】　内黄宋墨亭（《河南省中医秘方验方汇编》续
一）。

【主治】　血崩。

【方药】　麻秆灰一两　黑棕炭一两

【制法】　共为末。

【用法】　开水冲服。

【出处】　安阳李庆芳（《河南省中医秘方验方汇编》续
一）。

【主治】　血崩或呕血（急剧失血）。

【方药】　贯众炭二两　生贯众一两

【制法】　水煎。

【用法】　内服。血止后，可用以下药品以补血养血去瘀
（当归、川芎、白芍、熟地、寸冬、元参、生地炭、天冬等）。

【加减】　胸中痛加大黄少许。

【出处】　商专葛友仁（《河南省中医秘方验方汇编》续
二）。

【主治】　血崩及吐血便血。

【方药】　莲房五钱　棉子四钱

【制法】　上药均焙焦，共研为面。

【用法】　用棕炭煎水送服。

【出处】　固始代绍元（《河南省中医秘方验方汇编》续二）。

【主治】　老妇血崩。

【方药】　元胡三钱　黄芩五钱

【制法】　共为细末。另用生铁秤锤一个，炭火烧红，淬入一碗水内，少待取出，再烧再淬，如此七次，再将药面淬入，另加黑糖半两，搅匀。

【用法】　连药渣服下。

【出处】　汝南胜国瑞（《河南省中医秘方验方汇编》续二）。

【主治】　妇人血崩，腹中疼痛。

【方药】　陈莲蓬壳五钱　棉花子五钱

【用法】　均烧存性，研末。一日三次分服，连服三日。

【出处】　零陵县黄阳司联合诊所中医陶景南（《湖南省中医单方验方》第二辑）。

【主治】　妇女前阴下血不止，其血下如山崩，面色白，脉搏细。

【方药】　三七根（研细末）三钱　南红花一分为引

【制法及用法】　水煎药引，冲服三七末。

【加减】　如发热，加黑芥穗五分。

【禁忌】　勿过度劳累，勿食酸性食物。

【出处】　交城县邵文豪（《山西省中医验方秘方汇集》第二辑）。

【主治】　血崩。

【方药】　棉花子一两　侧柏叶五钱

【用法】　上药烧灰为末，用开水吞服。

【出处】　施古和（《崇仁县中医座谈录》第一辑）。

【主治】　经来不止（崩）。

【方药】　向日葵壳一个　母鸡一只

【用法】　将母鸡去毛屎洗净，用清水同向日葵壳煮一至二点钟，取汁，作两次服下。

【出处】　李正人（《崇仁县中医座谈录》第一辑）。

【主治】　子宫大出血，头晕，颜面苍白。

【方药】　广三七二钱　黄酒二两

【制法】　三七研为细末，黄酒同药和匀。

【用法】　开水冲服。

【提示】　血崩用酒，似不适宜。如属瘀滞者，用之尚可。

【出处】　西安市中医学习班申学文（《中医验方秘方汇集》）。

【主治】　止红崩，净白带。

【方药】　羊奶奶根五钱　阳雀花根五钱。治白带另加棉花子五钱。

【制法】 各药研成细末混合。

【用法】 用开水吞服，每次二钱。

【出处】 钟国安（《贵州民间方药集》增订本）。

【主治】 血崩，止血。

【方药】 何首乌二两　鸡矢藤一两

【制法】 炖肉一斤。

【用法】 汤肉分三次服完。

【出处】 王金安（《贵州民间方药集》增订本）。

【主治】 红崩。

【方药】 阳雀花三钱　刺老包根五钱

【制法】 蒸甜酒。

【用法】 内服。

【出处】 彭润清（《贵州民间方药集》增订本）。

【主治】 红崩、白带。

【方药】 马齿苋三钱　胭脂花根二钱（治红崩用红的，治白带用白的）

【制法】 蒸甜酒。

【用法】 内服。

【出处】 邹玉伦（《贵州民间方药集》增订本）。

【主治】 血崩。

【方药】 陈棕炭三钱　棉花子三钱

【用法】　二味烧存性，研粉，黄酒送下。

【提示】　本方为补养与收涩药合用，以黄酒送下，取其引药归经之义。《周氏家宝方》治崩带用陈莲蓬（烧灰存性）五钱，棉花子（肉烧存性）三钱，与本方方义近似。

【出处】　金华市吴宝珊（《浙江中医秘方验方集》第一辑）。

【主治】　血崩。

【方药】　大蓟根　小蓟根

【用法】　水煎后兑甜酒服。血止后再服当归、黄芪调理。

【出处】　綦江县李成西（《四川省医方采风录》第一辑）。

【主治】　止红崩。

【方药】　艳山花根一两　烧酒二两

【制法】　将艳山花根切细，浸于酒中后点火燃烧，开始成焦黑状时吹熄，再加水两小碗煎汤。

【用法】　内服水煎汤。

【出处】　黄童璧（《贵州民间方药集》增订本）。

【主治】　血崩。

【方药】　海螵蛸一两　百草霜五钱

【用法】　共为细面，每服二钱，姜水送下。

【出处】　长春市赵庆民（《吉林省中医验方秘方汇编》第三辑）。

【主治】　血崩。

【方药】　陈棕树炭一两　百草霜一两

【用法】　共为细面，每服一钱，陈醋送下。

【出处】　农安县李尚泽（《吉林省中医验方秘方汇编》第三辑）。

【主治】　血崩。

【方药】　银耳（即木耳）二两　汉三七一两

【用法】　共为细末，每服一钱，日二次，早晚用。

【出处】　张泽民（《吉林省中医验方秘方汇编》第三辑）。

【主治】　妇女大失血（血脱气陷）。

【方药】　人参一两　大枣一两

【用法】　水煎服。

【出处】　扶余县刘振声（《吉林省中医验方秘方汇编》第三辑）。

【主治】　血崩，日久不止。

【方药】　三七散：三七三钱　豆砂一钱五分

【用法】　共为细面，分三次，童便引。

【出处】　（《吉林省中医验方秘方汇编》第三辑）。

【主治】　血崩危急者，兼治吐衄一切血症。

【方药】　海宝回潮散：煅龙骨一两　煅牡蛎一两

【用法】　共为细面，每服五钱。

【治验】　本方对脉象虚弱自汗出，且神智不清者有效。

【出处】 东丰县张景良（《吉林省中医验方秘方汇编》第三辑）。

【主治】 妇女血崩。
【方药】 红萝卜自然汁二两　白糖四两
【用法】 入锅内温之，使糖化开，陆续饮之即愈。
【出处】 深县（《十万金方》第十辑）。

【主治】 血崩不止。
【方药】 百草霜一两　姜炭三钱
【用法】 将药研末，每日服二次，一日服完。
【出处】 大通中医进修班赵廷珍（《中医验方汇编》）。

【主治】 妇女红崩不止。
【方药】 黑木耳二两　红糖四两
【制法】 先将木耳浸透洗净，同红糖加适量水煮熟。
【用法】 一次吃完。
【出处】 孝感专署（《湖北验方集锦》第一集）。

【主治】 血崩。
【方药】 红枣一枚　明矾三钱
【制法】 明矾研末，用枣泥为丸。
【用法】 将丸纳入阴户内有效。
【禁忌】 忌房事。
【出处】 孝感专署（《湖北验方集锦》第一集）。

【主治】 红白崩。

【方药】 红蚕豆花叶　白蚕豆花叶_{量不拘多少}

【制法】 水煎。

【用法】 内服，红崩用红花叶，白崩用白花叶。

【出处】 孝感专署（《湖北验方集锦》第一集）。

【主治】 崩带病。

【方药】 鹿角胶_{三钱}　红糖_{一两}

【制法】 将鹿胶用开水一茶杯炖化，加红糖。

【用法】 一次服。

【出处】 恩施专署（《湖北验方集锦》第一集）。

【主治】 妇女血崩。

【方药】 生地_{一两}　海螵蛸_{五钱}

【制法】 水煎。

【用法】 一日量，分三次服。

【出处】 鄂城县（《湖北验方集锦》第一集）。

【主治】 妇人血崩。

【方药】 观音姜_{半斤}　猪肉_{一斤}

【制法】 炖溶。

【用法】 内服。

【出处】 张济生（《中医采风录》第一集）。

【主治】 血崩。

【方药】 海螵蛸（细末）三钱　生地黄_{一两}

【用法】 水煎服。

【出处】 西宁市卫协李耀亭（《中医验方汇编》）。

【主治】 血崩。

【方药】 白鸡冠花（炒存性）五钱　焦棕炭（存性）七钱

【用法】 研末，米汤送服，每服三钱。

【出处】 西宁市卫协李耀亭（《中医验方汇编》）。

【主治】 子宫出血过度。

【方药】 人参三钱　生地七钱　伏龙肝三钱

【制法】 水煎。

【用法】 口服。

【治验】 苑庄，杨仲之妻，30岁患此病，面色萎白，目珠天吊，呼吸气少，四肢厥逆，脉细小，服本方一剂即愈。

【出处】 涿鹿县张寿山（《十万金方》第二辑）。

【主治】 血崩（因气者）。

【方药】 椿根皮三钱　百草霜三钱　绿豆三钱

【制法】 水煎。

【用法】 温服。

【出处】 束鹿县冀恒德（《十万金方》第二辑）。

【主治】 暴崩。

【方药】 棕皮炭一两　鳖甲炭一两　鸡蛋壳（炙炭）六钱

【制法】 研细末。

【用法】 日服二次，每次三钱，黄酒送下。

【提示】 本方为民间验方。

【出处】 无极县郭茂珍（《十万金方》第二辑）。

【主治】 血崩。

【方药】 树棕炭一两　杉木皮炭五钱　荆芥穗三钱

【用法】 水煎服。

【出处】 安平县张玉麟（《十万金方》第三辑）。

【主治】 崩中暴下，经漏不止。

【方药】 赤石脂一两　海螵蛸一两　侧柏叶一两

【制法】 上药为末。

【用法】 每服三钱，一日三次，开水送下。

【治验】 本方曾治十余人，如小无房子村李某，女，25岁，患此症四十余日，服本方一料即愈。

【出处】 沽源县中医李宁宸（《十万金方》第三辑）。

【主治】 妇女经崩症。

【方药】 棉花籽　黄芩　甘草各等分

【用法】 共为细面，每服三钱，空心黄酒送下。

【出处】 伍仁桥医院张景贤（《祁州中医验方集锦》第一辑）。

【主治】 妇人血崩。

【方药】 炒棉花子五钱　炒杨树花五钱　炒棕板三钱

【用法】 水煎服。

【治验】 本村刘进义之妻，四十三岁，服本方而愈。

【出处】 安国县建新村医院秦怀璞（《祁州中医验方集锦》第一辑）。

【主治】 血崩（子宫出血）。

【方药】 贯众一两　西洋参一钱　升麻一钱半

【用法】 先将贯众、升麻合煎汤，分两次，炖西洋参服。

【出处】 莆田县姚天河（《福建省中医验方》第二集）。

【主治】 血崩（子宫出血），血崩昏迷。

【方药】 高丽参二钱　三七（研细末）一钱　醋少许

【用法】 先用醋喷病人面部，继将三七末冲参汤服。

【提示】 太极参亦可，无力者以党参一两代之。

【出处】 长乐县郑学煊（《福建省中医验方》第二集）。

【主治】 血崩。

【方药】 当归五钱　五灵脂　香附各二钱

【用法】 水煎服。

【出处】 莆田县林兰祖（《福建省中医验方》第三集）。

【主治】 血崩。

【方药】 三七一钱半　白及三钱　血余炭一撮

【制法】 三七、白及共研细末，血余炭熬水。

【用法】 用水冲末，一次服完。

【出处】 张仲久（《河南省中医秘方验方汇编》）。

【主治】　子宫出血。

【方药】　鲜椿皮一寸　云皮二个　甘蔗根二个

【制法】　水煎，红糖引。

【用法】　一日三次服。

【出处】　刘文德（《河南省中医秘方验方汇编》）。

【主治】　血崩（营养不良，身体虚弱，忽然血崩，脉象细弱欲绝）。

【方药】　大力参一两　上桂楠炭三钱　田三七二钱

【制法】　桂楠、三七共为末，分作三包。

【用法】　每服一包，煎人参汤冲服，四小时服一次。血止后，改服十全大补汤五剂，并注意营养。

【禁忌】　脉搏实大有力者禁服。

【出处】　濮阳王子和（《河南省中医秘方验方汇编》续一）。

【主治】　老年血崩。

【方药】　大力参五钱　何首乌五钱　田三七一钱

【制法】　共为细末，分作六包。

【用法】　每服一包，每日服三次，开水送下，服完可愈。

【出处】　内黄符泽古（《河南省中医秘方验方汇编》续一）。

【主治】　血崩。

【方药】　地榆炭四钱　侧柏炭三钱　血余炭五分

【制法】　水煎。

【用法】　内服。

【出处】　新专杨才（《河南省中医秘方验方汇编》续二）。

【主治】　血崩不止。

【方药】　百草霜一两　乌贼骨（研极细末）二两　鸡蛋二个

【用法】　鸡蛋搅碎，加入百草霜同煮，再入乌贼骨末兑服。

【出处】　浏阳县中医陈正隆（《湖南省中医单方验方》第二辑）。

【主治】　妇女红崩。

【方药】　黄牛草一握　胡椒七粒　棕树板三钱

【制法】　炖猪肚子。

【用法】　取汤和肚子内服。

【出处】　吕崇信（《中医采风录》第一集）。

【主治】　血崩。

【方药】　生地榆二两　大生地一两　广三七一钱

【制法】　同苦酒煎。

【用法】　煎汤，分两次服。

【出处】　西安市中医进修班王和卿（《中医验方秘方汇集》）。

【主治】　血崩不止。

【方药】　乌梅肉三钱　棕炭三钱　干姜三钱

【用法】 水煎三次混合，分两次空腹温服，三剂收效。

【禁忌】 房事、辛辣之食物。

【出处】 武乡郝印斗（《山西省中医验方秘方汇集》第三辑）。

【主治】 血崩不止。

【方药】 棕炭一两　汉三七五分　百草霜五钱

【用法】 研细末，用生米沫分两次冲服。

【出处】 阳曲白守信（《山西省中医验方秘方汇集》第三辑）。

【主治】 血崩。

【方药】 陈棕　败蒲扇　老刀豆壳

【制法】 将药火煅存性，研为细末。

【用法】 用甜酒冲服。

【出处】 綦江县刘正恒（《四川省医方采风录》第一辑）。

【主治】 血崩。

【方药】 汉三七三钱　老山参三钱　大生地不拘多少

【用法】 将三七、人参研细面，装生地内，外用线缠住，以火烧成炭研末，元酒冲服。

【出处】 磐石县于沴浦（《吉林省中医验方秘方汇编》第三辑）。

【主治】　血崩（子宫出血）。

【方药】　人参三钱　地榆炭一两（醋炙三次）　莲子心三钱

【用法】　童便引，水煎服。

【出处】　李国瑞（《吉林省中医验方秘方汇编》第三辑）。

【主治】　血崩。

【方药】　莲房炭一两　乌梅肉炭三钱　茺蔚子三钱

【用法】　共为细面，每服三钱，日服三次。加汉三七一钱更效。

【出处】　李长山（《吉林省中医验方秘方汇编》第三辑）。

【主治】　妇人血崩。

【方药】　原麻　韭菜蔸　丝瓜布各一两

【制法】　烧灰。

【用法】　分六次兑酒服，隔四小时一次。

【出处】　刘学寿（《中医采风录》第一集）。

【主治】　崩漏。

【方药】　棕树子四两　生姜二两　红糖四两

【制法】　先将棕树子、生姜用适量水煎，去渣取汁，后入红糖收膏。

【用法】　日服1~2次，每次服一茶匙，用开水冲服。

【出处】　孝感专署（《湖北验方集锦》第一集）。

【主治】 初起崩病。

【方药】 棉子五钱　甘草五钱　条参五钱

【制法】 将棉子炒黄，共研细末。

【用法】 日服二次，每次服二钱，用酒送下。

【出处】 监利县（《湖北验方集锦》第一集）。

【主治】 血崩。

【方药】 陈棕炭一钱　百草霜一钱　血余炭一钱

【制法】 棕与血余用酒洗净，烧存性，共研为末。

【用法】 用开水一次冲服。

【出处】 恩施专署（《湖北验方集锦》第一集）。

【主治】 卒然暴崩。

【方药】 血余二钱　姜炭二钱　百草霜三钱

【制法】 血余用酒洗净烧存性，与上药共研末。

【用法】 每次服一至二钱，用酒送下。

【出处】 恩施专署（《湖北验方集锦》第一集）。

【主治】 经血大下不止，眩晕虚脱。

【方药】 贯仲炭三钱　汉三七炭三钱　朱砂一钱

【用法】 共为细面，均三次服用。

【出处】 曹国琰（《吉林省中医验方秘方汇编》第三辑）。

【主治】 妇人血崩。

【方药】 红蓝草花四两　当归八钱　侧柏叶一两

【制法】　水煎。

【用法】　分三次服。

【出处】　魏济民（《中医采风录》第一集）。

【主治】　子宫出血不止。

【方药】　肉桂散：肉桂（炒焦）二钱　五灵脂（炒）二两
乌梅二两

【用法】　共研为末，每服二钱，一日二次，开水送服。

【出处】　西宁中医院马海如（《中医验方汇编》）。

【主治】　经冲不止，子宫出血。

【方药】　血余炭一两　党参一两　汉三七一两

【用法】　研末，每服五钱，一日三次

【出处】　西宁中医院王慕康（《中医验方汇编》）。

【主治】　妇女崩漏，或经血过多，淋漓不断。

【方药】　莲房炭三个　血余炭一钱　丝瓜炭六钱　黄酒二两

【制法】　共为细面，分为三包。

【用法】　日服两次，每次一包，早晚用黄酒送下。

【出处】　涿县张振岗（《十万金方》第三辑）。

【主治】　崩漏小产，伤血头晕。

【方药】　熟地四两　红糖四两　生地四两　红枣四两

【用法】　清水煎服。

【治验】　店上杨秋娥，女，三十八岁，用本方而愈。

【出处】　焦庄乡杨奎华（《祁州中医验方集锦》第一辑）。

【主治】 血崩、吐血、二便下血、衄血，各种失血不止。

【方药】 鲜生地 鲜艾叶 鲜柏叶 鲜荷叶各等分

【用法】 共一处捣成泥，为丸，五钱重，阴干。用河水三碗煎剩一碗，候凉送下一丸。

【治验】 郑双喜之妻，四十岁，血崩；郑福全之妻，二十岁，血崩；赵四喜之子，衄血。俱用本方治愈。

【出处】 霍用舟（《祁州中医验方集锦》第一辑）。

【主治】 血崩眩晕。

【方药】 棕子一两 当归五钱 黑祁艾四钱 侧柏叶三钱

【用法】 水二碗煎八分，加酒半杯，冲服。

【出处】 长泰县城关联合诊所方玉昆（《采风录》第一集）。

【主治】 血崩（子宫出血），预防产后血晕。

【方药】 当归 川芎 生芍各三钱半 扁豆五钱

【用法】 合猪蹄炖服，妊娠七个月开始用，每月三四次。

【提示】 本方即《证治准绳》芎归加芍药汤。屡次应用，均获预防之效。

【出处】 仙游县郑元培（《福建省中医验方》第二集）。

【主治】 血崩。

【方药】 党参一两 炙口芪一两 白术六钱 田三七（研末）二钱

【用法】 一面先将田三七分两次开水送下，一面即用水煎前三味，边煎边服，一二剂可愈。

【出处】 登封梁魁一（《河南省中医秘方验方汇编》续一）。

【主治】 血崩。

【方药】 贯众四两　当归一两　口芪二两　谷子二斤

【制法】 将谷子炒黑熬水，滤出谷子，用此水煎前二味药。

【用法】 内服。

【提示】 贯众有毒，本方用量甚大，试用时应慎重。

【出处】 商专代学良（《河南省中医秘方验方汇编》续二）。

【主治】 血崩，头晕目眩自汗。

【方药】 当参一两　白术一两　黄芪一两　荆芥炭三钱

【制法】 水煎。

【用法】 内服屡效。

【出处】 尉氏李文彦（《河南省中医秘方验方汇编》续二）。

【主治】 崩漏下血不止。

【方药】 熟地五钱　红枣五钱　红糖五钱　棕灰三钱

【用法】 水煎服。

【提示】 本方系秘方。

【出处】 （《中医名方汇编》）。

【主治】　止红崩。

【方药】　渊头鸡三钱　朱砂莲三钱　大蒜一个　红糖一两

【制法】　加水三小碗，煎汤一小碗半。

【用法】　内服。

【出处】　马玉珍（《贵州民间方药集》增订本）。

【主治】　血崩，多日不愈。

【方药】　汉三七参三钱　石桂参五钱　焦地榆五钱　焦芥穗三钱

【用法】　将二参研末，用药汁冲服。

【禁忌】　房事、生冷食物。

【出处】　沁源梁承晋（《山西省中医验方秘方汇集》第三辑）。

【主治】　慢性血崩及黄带。

【方药】　山药四钱　芡实三钱　黄柏七分　白果十枚

【用法】　水煎服。

【加减】　如大阴唇糜烂，加茯苓三钱，槐花三钱。

【出处】　李朝盛（《中医验方汇编》）。

【主治】　血崩。

【方药】　棕炭三钱　灵脂三钱　汉三七三钱　千里崩（驴蹄子）三钱

【用法】　共为细末，醋糊为丸，每服三钱，元酒送下。

【出处】　于远航（《吉林省中医验方秘方汇编》第三辑）。

【主治】 血崩。

【方药】 人参一两　黄芪一两　白术一两　三七根五钱

【用法】 共为细面，每服二钱，一日三次。

【出处】 安图县吴文述（《吉林省中医验方秘方汇编》第三辑）。

【主治】 血崩。

【方药】 全归一两　川芎五钱　朱砂一钱五分　汉三七一钱五分

【用法】 将当归、川芎煎好，朱砂、三七研末，随药三次服用。

【出处】 李卿贵（《吉林省中医验方秘方汇编》第三辑）。

【主治】 五十岁以上的老年血崩。

【方药】 黄芪一两　当归一两　汉三七（研）三钱　霜桑叶十四片

【用法】 水煎服。

【出处】 深县袁翁如（《十万金方》第十辑）。

【主治】 子宫大出血。

【方药】 白芷　韭菜根　莱菔嫩叶　蚕茧各等分

【用法】 水煎服，红白糖为引。

【出处】 民间单方（《中医验方汇编》）。

【主治】　妇女崩漏。

【方药】　棕炭一两　贯众炭一两　地榆炭一两　芥穗炭五钱　杏仁皮炭五钱

【用法】　共为细面，每服三钱，童便为引。

【治验】　肖银姑患崩漏，服本方而愈。

【出处】　伍仁桥乡李斌卿（《祁州中医验方集锦》第一辑）。

【主治】　少妇血崩。

【方药】　汉三七三钱　百草霜三钱　香墨一两　灯心炭一两　诃子炭一两

【用法】　共为细面，白水送下，每服三钱。

【出处】　郑彰医院安振芳（《祁州中医验方集锦》第一辑）。

【主治】　血崩。

【方药】　黄芩一钱五分　川连二钱　黄柏一钱五分　生地二钱　黑蒲黄二钱

【用法】　水一碗二分，煎六分服。

【出处】　南靖县超英社石文学（《采风录》第一集）。

【主治】　血崩。

【方药】　棉芪八钱　归身三钱　五味三钱　广三七三钱　桑叶十片

【用法】　水煎服。

【出处】　薛知书（《河南省中医秘方验方汇编》）。

【主治】　血崩（子宫出血）。

【方药】　续断五钱　炒蒲黄二钱　炒灵脂三钱　炒栀子二钱　炙草一钱

【用法】　水煎服。

【提示】　本方为失笑散加味。

【出处】　连城县林梅如（《福建省中医验方》第二集）。

【主治】　血崩初得，脉洪大有力。

【方药】　生地二钱　玄参五钱　寸冬三钱　黑芥穗二钱　汉三七（为末冲服）五分

【制法】　水煎。

【用法】　内服二三剂。

【出处】　洛专云子珍（《河南省中医秘方验方汇编》续一）。

【主治】　止红崩。

【方药】　梨寄生二钱　夜关门一钱　鸡冠花一钱　杨柳树皮二钱　海螵硝粉一钱

【制法】　将前四味药加水煎汤一碗。

【用法】　用煎剂吞服海螵硝粉。

【出处】　陈芳国（《贵州民间方药集》增订本）。

【主治】　血崩。

【方药】　阿胶三钱　炒艾叶三钱　炮姜二钱　续断三钱　制香附三钱

【用法】　煎作一次服。

【提示】 本方以阿胶、艾叶、炮姜止血，香附调气，续断益肾和血，体质虚寒，经血色淡而不紫者适宜。

【出处】 金华市郭搢卿（《浙江中医秘方验方集》第一辑）。

【主治】 血崩。

【症状】 血崩大行，人事不醒。

【方药】 荆芥炭一两　百草霜一两　香白芷三钱　小黑豆(盐水炙)一两　香墨三钱

【用法】 水煎服。

【出处】 阳城张敦（《山西省中医验方秘方汇集》第三辑）。

【主治】 血崩。

【方药】 老鹳草　杨柳根　玉簪花根　青苔　棕炭各等分

【用法】 用水煎后，兑甜酒服。

【出处】 崇宁县中医代表会（《四川省医方采风录》第一辑）。

【主治】 血崩。

【方药】 牛毛毡一把　棕树根一把　陈麻布一团　青红树土老木菌一块

【制法】 将药火煅存性，研为细末。

【用法】 用甜酒冲服。

【出处】 忠县冉广喜（《四川省医方采风录》第一辑）。

【主治】　血崩。

【方药】　西归三钱　香附三钱　香墨二两　伏龙肝一两　血余炭一两

【用法】　共为细末，蜜丸三钱，每次一丸，绿豆角皮熬水冲服。

【出处】　农安县杨雅轩（《吉林省中医验方秘方汇编》第三辑）。

【主治】　崩漏下血不止。

【方药】　固经汤：炙龟板一两　酒芍四钱　炒椿皮七钱五分　炒元柏七钱五分　炒元芩（除龟板用醋炙外，其余均用酒制）七钱五分

【用法】　水煎服。

【禁忌】　忌服辛辣。

【出处】　辉南县张印潭（《吉林省中医验方秘方汇编》第三辑）。

【主治】　崩漏不止。

【方药】　当归三钱　生地三钱　甘草五钱　阿胶六钱　艾叶（醋炒）二钱

【制法】　水煎，取汁去渣，后入阿胶烊化。

【用法】　早晚二次温服。

【出处】　恩施专署（《湖北验方集锦》第一集）。

【主治】　红白崩带。

【方药】　干马齿苋一两　甘草三钱

【制法】　水煎。

【用法】　内服。

【加减】　赤加丹参五钱，白加白术三钱、芡实四钱。

【出处】　鄂城县（《湖北验方集锦》第一集）。

【主治】　崩漏。

【方药】　断红丸：荆芥炭一两　地榆炭三两　棕炭二两　三七末三两　槐花（炒）二两

【用法】　共研细末，开水为丸，如桐子大，每次五十丸，一日二次，开水送服。

【出处】　西宁中医院马海如（《中医验方汇编》）。

【主治】　血崩。

【方药】　当归　蒲黄炭　棕炭　灵脂炭　雄黄　甘草各一钱

【制法】　共为细末。

【用法】　米汤送下，日服二次。

【治验】　原方加倍，效果尤佳。

【出处】　枣强县邢杰臣（《十万金方》第三辑）。

【主治】　妇女崩漏不止。

【方药】　龟板三钱　龙骨三钱　枯凡三钱　棕炭三钱　荷叶三钱　百草霜三钱

【用法】　共研为细面，每服三钱，每日两服，白水送下。

【治验】　辛庄村霍某某，四十二岁，服本方二日而愈。

【出处】　安国超美人民公社医院霍超郡（《祁州中医验方集锦》第一辑）。

【主治】 血崩（子宫出血）。

【方药】 阿胶珠一两 当归一两 红花一钱 冬瓜仁五钱
地榆炭三钱 荆芥炭一钱半

【用法】 水煎服。

【提示】 本方即《医学正传》方，加地榆炭、荆芥炭。

【出处】 福鼎县王次（《福建省中医验方》第二集）。

【主治】 血崩属实者。

【方药】 黄连炭三钱 黄芩炭三钱 川柏炭三钱 棕炭一钱
地榆五钱 田三七末（冲服）一钱

【制法】 水煎，加黄酒四两。

【用法】 先服三七末，再服药汁。

【出处】 洛专鲁汗三（《河南省中医秘方验方汇编》续
一）。

【主治】 血崩。

【方药】 生芪一两 当归一两 生地二钱 艾炭三钱 芥炭
三钱 甘草二钱

【用法】 水煎服，日服二次，连服四剂即止。

【出处】 长春中医学院姚学善（《吉林省中医验方秘方
汇编》第三辑）。

【主治】 止血崩。

【方药】 芍药饮：白芍一两 胆草一两 棕炭一两 元肉五
钱 人参三钱 甘草一两

【用法】 水煎服。

【禁忌】　忌辣物。

【出处】　通化市陈修源（《吉林省中医验方秘方汇编》第三辑）。

【主治】　妇女崩漏，下血过多，或大便便血。

【方名】　止血散

【方药】　棕炭　地榆炭　炒蒲黄　柏叶炭　百草霜　红糖（炒黑）各三钱

【制法】　共为细面。

【用法】　每服三钱，日服二次，空心童便送下。去血过多者，独参汤送下。

【出处】　滦县桑玉秀（《十万金方》第十辑）。

【主治】　血崩、白带。

【方药】　糖梨根　木槿花根　鸡冠花根　地瓜根　棕树皮　月月开

【用法】　用水煎，兑甜酒服。

【出处】　奉节县彭焕廷（《四川省医方采风录》第一辑）。

【主治】　崩漏。

【方药】　贯众四两　枯矾一两　木香五钱　黄连二钱　肉桂二钱　陈芭蕉扇（烧灰）一把

【制法】　共研细末为丸。

【用法】　日服二次，每次一钱，用开水送下。

【出处】　恩施专署（《湖北验方集锦》第一集）。

【主治】　妇女血崩。

【方药】　阿胶八钱　棕树炭五钱　当归四钱　地榆炭五钱
生地炭五钱　栀子炭四钱

【制法】　水煎，去渣取汁，加入阿胶烊化。

【用法】　一日量，分二次服。

【出处】　郧西县（《湖北验方集锦》第一集）。

【主治】　血崩。

【方药】　生地　白芍　当归　川芎　党参　黄七（分量酌用）

【制法】　水煎。

【用法】　内服。

【出处】　卿联升（《中医采风录》第一集）。

【主治】　崩漏。

【方药】　台参二钱　炙芪三钱　白术炭四钱　熟地炭三钱
棕炭二钱　杜仲炭三钱　汉三七（研末冲服）三钱　茯神木三钱　茯
苓二钱　甘草一钱

【制法】　水煎。

【用法】　温服。

【出处】　无极县白桐茂（《十万金方》第二辑）。

【主治】　妇女血崩。

【方药】　当归五钱　川芎三钱　白芍三钱　熟地二钱半　黄
芪四钱　炒地榆三钱　阿胶三钱　炒蒲黄三钱　炒荷叶蒂二钱半
百草霜三钱　棕炭三钱　侧柏炭三钱

【用法】　水煎服。

【出处】 安国西照村许尚祥（《祁州中医验方集锦》第一辑）。

【主治】 妇女崩漏，气血受伤，血流不止，心神不安，头晕。

【方药】 台党参二钱 白术三钱 侧柏炭三钱 杭芍炭三钱 祁艾炭一钱 当归身四钱 川芎三钱 茯神三钱 黄连八分 条黄芩三钱 赤石脂三钱 诃子肉二钱 炙草五分 远志二钱

【用法】 清水煎服。

【治验】 定县长六村郭老仲之妻，四十岁，用本方而愈。王庄王海瑜，四十一岁，用本方而愈。

【出处】 焦庄乡王振国（《祁州中医验方集锦》第一辑）。

【主治】 妇女血崩，血流不止。

【方药】 当归四钱 川芎三钱 白术三钱 血余炭一钱 荷叶炭三钱 台党参三钱 寸冬三钱 芥穗炭二钱 杭芍三钱 川断三钱 杜仲三钱 大熟地三钱 炙草一钱

【用法】 清水煎服。

【治验】 南王贾村齐老军之妻，二十八岁，服本方而愈。

【出处】 焦庄乡王振国（《祁州中医验方集锦》第一辑）。

【主治】 妇女血崩。

【方药】 力参一钱半 口芪一钱半 焦术三钱 杭芍三钱 生地二钱 当归三钱 川芎三钱 焦楂二两 炒地榆三钱 阿胶二钱 炒艾叶二两 防风二两 荆芥炭二钱 川连五分 黄芩二钱 炒蒲黄二两 甘草二钱 生姜三片 大枣三个

【用法】 水煎服。

【出处】 博野社医院孟昭灿（《祁州中医验方集锦》第一辑）。

【主治】 妇女血崩。

【方药】 莲房壳一两　黄柏一两　血余炭五钱　百草霜一两　棕炭一两　栀子炭五钱　炒蒲黄一两　血竭三钱

【用法】 共为细面，蜜为丸，梧桐子大，每服五十粒，空心白开水或米汤送下。

【出处】 赵景贤（《祁州中医验方集锦》第一辑）。

【主治】 妇女血崩。

【方药】 当归一两　川芎三钱　白芍三钱　生地四钱　白术三钱　黑芥穗三钱　条芩三钱　阿胶珠三钱　云苓三钱　地榆炭三钱　山炒栀子二钱　香附米五钱　白毛根四钱　甘草二钱

【用法】 清水煎服。

【出处】 赵景贤（《祁州中医验方集锦》第一辑）。

【主治】 妇女血崩漏下不止。

【方药】 白术三钱半　丽参二钱　黄芪四钱　当归五钱　茯神三两　远志二钱　枣仁二两　木香一两　元肉三两　甘草二钱　汉三七二钱

【用法】 水煎服。

【出处】 西照村许尚祥大夫、崔章乡医院孙庆轩（《祁州中医验方集锦》第一辑）。

【主治】　血崩漏。

【方药】　当归五钱　川芎三钱　白芍三钱　熟地二钱半　箭芪四钱　炒地榆三钱　阿胶三钱　炒蒲黄三钱　炒荷叶蒂二钱半　百草霜三钱　棕炭三钱　侧柏炭三钱

【用法】　水煎服。

【出处】　西照村许尚祥大夫、崔章乡医院孙庆轩（《祁州中医验方集锦》第一辑）。

【主治】　妇人血崩，衄血不止。

【方药】　黄芪炭五钱　生地炭五钱　熟地炭五钱　茯苓炭五钱　树棕炭五钱　白术炭三钱　台参五钱　汉三七一钱　全当归七钱　赤芍四钱　甘草二钱

【用法】　水煎服。

【治验】　解村郭全有之妻，用本方而愈。

【出处】　安国县董家庄杨悦农（《祁州中医验方集锦》第一辑）。

【主治】　妇女下血。

【方药】　黄芪一两　当归七钱　香附三钱　乌药二钱　地骨皮三钱　柏叶炭三钱　炒椿树皮三钱　地榆炭二钱　贡胶二钱　黄芩一钱半　甘草一钱半

【用法】　清水煎服。

【出处】　安国县解营村李学海（《祁州中医验方集锦》第一辑）。

【主治】　失血。

【方药】　黑木耳四两

【用法】　用水泡发，每次一两，与饭同食。

【治验】　安国王买村李彦果，二十七岁，小产后经血淋滴不断，三月有余，其人面色苍白，肌肉消瘦，诸药不效，服本方斤余，其血不见。

【提示】　便血、痔血，服本方也有奇效。

【出处】　安国冯印波（《祁州中医验方集锦》第一辑）。

【主治】　妇人血崩，忽然血下盈盆不止，面无血色。

【方药】　人参三钱　白术四钱　升麻三钱　广陈皮三钱　柴胡三钱　甘草三钱　当归身五钱　炙黄芪五钱　炒阿胶四钱　汉三七（捣末）三钱

【用法】　水煎温服。

【治验】　①固安县大营村张同祥的姐姐，三十二岁，忽然下血不止，面白如纸，不能言语，服本方一剂而愈。②房山县大韩继村牛德义的爱人，三十六岁，忽然下血盈盆，面如土色，问之不言，服本方两剂而愈。

【出处】　安国县中华医院孟庆安（《祁州中医验方集锦》第一辑）。

【主治】　血崩（子宫出血）。

【方药】　当归三钱　洋参二钱　炒蒲黄一钱半　地榆二钱　炒侧柏三钱　黄精三钱　炙芪三钱　血余一钱半

【用法】　炖汤服。

【出处】　霞浦县谢康夫（《福建省中医验方》第二集）。

【主治】　血崩（子宫出血）。

【方药】　九制熟地一两　土炒于术一两　黄芪三钱　当归五钱　炒椿白皮二两　党参三钱　炮姜二钱　贯众炭末一钱

【用法】　水煎，冲贯众末服。

【出处】　连城县邹春隆（《福建省中医验方》第二集）。

【主治】　血崩。

【方药】　龟板五钱　黄柏一钱　当归三钱　白芍二钱　香附二钱　椿皮一钱五分　焦栀二钱　炙草一钱　旱莲草三钱　阿膠二钱

【用法】　水煎服。

【出处】　莆田县林玉麟（《福建省中医验方》第三集）。

【主治】　子宫流血不止。

【方药】　当归一两　川芎三钱　白芍五钱　香附三钱　生地炭五钱　阿胶珠三钱　黑蒲黄三钱　黄连二钱　荆芥炭三钱　泽兰三钱　三七三钱　怀山药三钱　百草霜三钱

【用法】　水煎服。

【出处】　王箴三（《河南省中医秘方验方汇编》）。

【主治】　血崩。

【方药】　党参一两　棉芪一两　白术三钱　茯神三钱　远志三钱　枣仁三钱　归身五钱　生地五钱　黑地榆四钱　荆芥炭三钱　川羌炭一钱半　陈皮一钱　茜草四钱　香附炭三钱　血余炭一撮

【用法】　水煎服。

【出处】　侯良辅（《河南省中医秘方验方汇编》）。

【主治】 血崩。

【方药】 阿胶珠五钱 艾叶三钱 当归三钱 白芍三钱 焦生地四钱 香附三钱 甘草一钱

【用法】 水煎服。

【出处】 张廷祥（《河南省中医秘方验方汇编》）。

【主治】 血崩。

【方药】 当归四钱 川芎三钱 白芍四钱 川断三钱 茜草根三钱 地榆八钱 蒲黄三钱 棉芪一两 牡蛎粉三钱 刘寄双三钱 黑棕炭三钱 党参三钱 炙甘草一钱半 莲房一个

【用法】 水煎服。

【出处】 王丰年（《河南省中医秘方验方汇编》）。

【主治】 血崩。

【方药】 生黄芪七钱 川断三钱 黑杜仲三钱 胶珠三钱 白术三钱 酒芩三钱 姜炭八分 黑芥二钱 贯众炭四钱 黄酒为引

【用法】 水煎服。

【出处】 王天锡（《河南省中医秘方验方汇编》）。

【主治】 血崩。

【方药】 党参一两 黄芪一两 归身一两 白术五钱 升麻二钱 胶珠五钱 川军炭三钱

【用法】 水煎服。

【出处】 马世宣（《河南省中医秘方验方汇编》）。

【主治】 血崩。

【方药】 当归五钱 白芍八钱 熟地炭六钱 阿胶六钱 川芎三钱 黑棕皮四钱 升麻一钱半 食盐五分 血余炭二钱

【用法】 水煎服。

【出处】 晏多峰（《河南省中医秘方验方汇编》）。

【主治】 血崩。

【方药】 黑丹皮三钱 黑芥三钱 黑蒲黄一钱半 生地炭五钱 熟地炭五钱 黑侧柏三钱 黑棕炭一钱半 黑地榆二钱半 黑羌炭三钱 潞党参三钱 黑升麻二钱

【用法】 水煎服。

【出处】 丁瑞征（《河南省中医秘方验方汇编》）。

【主治】 血崩。

【方药】 党参五钱 白术四钱 炙芪四钱 芥炭五钱 棕炭五钱 北五味二钱 寸冬一钱半 炙甘草三钱 炙百合三钱

【用法】 水煎服。

【出处】 熊子端（《河南省中医秘方验方汇编》）。

【主治】 小产后血崩不止。

【方药】 当归七钱 芥炭三钱 黑栀子二钱半 柴胡二钱 生地炭五钱 炙甘草一钱 地榆炭三钱 酒芍三钱 陈皮二钱 酒军四钱

【用法】 水煎服。

【出处】 王文选（《河南省中医秘方验方汇编》）。

【主治】 崩漏淋漓不止。

【方药】 炙黄芪三钱 当归身三钱 焦白术三钱 炒白芍二钱 熟地炭三钱 黑蒲黄三钱 黑杜仲二钱 贡胶珠三钱 侧柏炭二钱 吴萸炭三钱 棕边炭二钱 干姜炭二钱 丝绢炭二钱 莲房炭二钱 血余炭一钱 人参一钱 地榆炭二钱 古石灰引

【用法】 水煎服。

【出处】 王殿祥（《河南省中医秘方验方汇编》）。

【主治】 血崩（血流不止，不省人事，脉微细无力）。

【方药】 党参三钱 黄芪五钱 熟地四钱 炒白芍三钱 地榆炭三钱 白芷三钱 阿胶三钱 川断三钱 龙骨二钱 茯苓三钱 砂仁一钱半 青皮三钱 枳壳一钱半 棕榈炭二钱 侧柏叶二钱 艾叶五个

【制法】 水煎。

【用法】 先用铁器烧红放醋中，以熏患者鼻孔，至惊悸为度，过一时，病人苏醒，血下迟慢，再将汤药服下。

【出处】 陈留张贯一（《河南省中医秘方验方汇编》续一）。

【主治】 血崩日久，有时潮热口干，脉沉弱。

【方药】 党参一两 黄芪二两 茯苓四钱 广皮三钱 荆芥炭三钱 阿胶四钱 三七参一钱半 甘草二钱 寸冬五钱 栀子二钱

【制法】 水煎。

【用法】 内服。

【出处】 鄢陵傅温容（《河南省中医秘方验方汇编》续一）。

【主治】　血虚崩漏。

【方药】　口芪一两　当归五钱　杭芍炭三钱　九地炭三钱　山萸炭三钱　地榆炭五钱　茜草二钱　棕炭一钱　姜炭二钱　黑芥穗三钱　川柏炭一钱

【制法】　水煎，加黄酒适量。

【用法】　内服。

【出处】　洛专鲁汗三（《河南省中医秘方验方汇编》续一）。

【主治】　血崩。

【方药】　党参一两　熟地一两　黑荆芥三钱　黑棕炭一两　升麻一钱　炙甘草一钱半　黑豆半合

【制法】　水煎。

【用法】　内服一二剂。

【出处】　洛专胡遵素（《河南省中医秘方验方汇编》续一）。

【主治】　血崩。

【方药】　何首乌一两　生杭芍一两　白扁豆一两　黑栀子三钱　荆芥炭三钱　云苓三钱　阿胶三钱　蒲黄炭三钱　川断三钱　地榆炭三钱　生地炭三钱　甘草一钱　百草霜　红谷糠各一撮

【制法】　水煎。

【用法】　内服。

【出处】　商专朱文彬（《河南省中医秘方验方汇编》续二）。

【主治】 子宫大量急性出血，腹痛腰痛，不食，头晕，面色苍白。

【方药】 当归四钱 白芍五钱 党参四钱 熟地三钱 侧柏三钱 牡蛎四钱 阿胶四钱 龙骨二钱 云苓三钱 老蔻三钱 蒲黄炭三钱 干漆（烧炭）二钱 甘草一钱

【制法】 水煎。

【用法】 内服。

【提示】 本方为数世验方。

【出处】 太康李振洲（《河南省中医秘方验方汇编》续二）。

【主治】 血崩初期，昏迷不醒，盗汗呕逆。

【方药】 当归三钱 川芎二钱 白芍二钱 生地炭四钱 灵脂（炒）二钱 炒蒲黄二钱 阿胶二钱 牡蛎（炒皮）二钱 土白术二钱 炒香附三钱 侧柏炭二钱 拣砂仁一钱半 甘草一钱 棕炭一钱半 艾炭一钱半

【制法】 水煎。

【用法】 内服。

【出处】 商专李华英（《河南省中医秘方验方汇编》续二）。

【主治】 血崩不省人事。

【方药】 当归三钱 川芎三钱 白芍三钱 荆芥炭三钱 党参三钱 云苓三钱 阿胶珠三钱 侧柏炭四钱 生地炭三钱 杜仲三钱 远志三钱 枣仁三钱 炒地榆三钱 川断三钱 炙椿根三钱

【制法】 水煎。

　　【用法】　内服。

　　【加减】　如血止不住，加田三七一钱半；心中有热，加黑栀子三钱。

　　【出处】　商专靳时朴（《河南省中医秘方验方汇编》续二）。

　　【主治】　血崩（新久皆治）。

　　【方药】　口芪三钱　白术二钱　茄沉香末（另包药汁冲服）三分　当归三钱　川芎二钱　酒杭芍三钱　党参三钱　阿胶三钱　广木香一钱　红花一钱　红糖（冲药服）一两　甘草一钱

　　【制法】　水煎。

　　【用法】　内服一二剂可愈。

　　【出处】　商专王书文（《河南省中医秘方验方汇编》续二）。

　　【主治】　血崩，昏迷不省人事。

　　【方药】　当归首六钱　川芎三钱　酒杭芍三钱　黑蒲黄三钱　黑荆芥四钱　白芷三钱　党参四钱　白术三钱　生地炭三钱　黑柴胡三钱　丹皮三钱　地榆炭三钱　牡蛎三钱　阿胶三钱　炙甘草二钱

　　【制法】　水煎。

　　【用法】　内服一二剂即愈。

　　【加减】　若呕加大黄二钱。

　　【出处】　汝南张名轩（《河南省中医秘方验方汇编》续二）。

【主治】　妇女血崩不止，精神困乏。

【方药】　丽参　熟地　当归　川芎　酒芍　阿胶　漂术　侧柏炭　甘草　广木香

【用法】　煎服。

【提示】　用量临时决定。

【出处】　常宁松柏中医谷鼎程（《湖南省中医单方验方》第二辑）。

【主治】　产后月余，血崩甚多不止，少腹痛，食少疲乏。

【方药】　纹党三钱　白术二钱　炮姜二钱　阿胶三钱　丹皮二钱　炙甘草一钱　艾叶八分

【用法】　煎服。

【出处】　常宁县中医欧阳介苏（《湖南省中医单方验方》第二辑）。

【主治】　妇女血崩不止，精神困乏者。

【方药】　黄芪八钱　焦术一两　龙骨八钱　牡蛎八钱　山萸八钱　酒芍四钱　海螵蛸四钱　茜草一钱　五倍子五分　败棕灰二钱

【用法】　煎服。

【出处】　常宁中医院中医常仲超（《湖南省中医单方验方》第二辑）。

【主治】　血崩暴下，日久不愈，舌苔白，脉虚。

【方药】　丽参一钱半　阿胶四钱　当归四钱　川芎二钱　茯

神三钱　白芍三钱　侧柏炭三钱　炙草一钱　桂圆五枚

【用法】　每日煎服一剂。

【出处】　常宁中医谷鼎程（《湖南省中医单方验方》第二辑）。

【主治】　妇人血崩。

【方药】　百草霜三钱　陈精制墨（磨浓汁）一酒杯　海螵蛸（炒黄）三钱　当归三钱　生地一两　贯众炭五钱

【用法】　水煎，调红砂糖服一茶盅，日三次。

【出处】　慈利县中医谭月僧（《湖南省中医单方验方》第二辑）。

【主治】　子宫大量出血，颜面苍白，四肢冷，汗出如珠，目昏瞀，不能言，怔忡，心脉跳动加速，脉搏微细，似有似无，而口鼻之气凉。

【方药】　大黄芪五钱　高丽参三钱　当归身五钱　杭白芍三钱　熟地炭四钱　贡阿胶四钱　艾叶炭二钱　汉三七二钱　贯众炭二钱半　朱寸冬三钱　五味子一钱半　炙甘草一钱半　杜仲炭三钱　棕板炭三钱　川续断三钱

【制法及用法】　用水四杯，先煎丽参数沸，再下诸药，煎一杯服。如有发热现象，熟地炭可换为生地炭，加栀子炭二钱。阿胶另用水化，汉三七研细末，服半兑冲用。

【禁忌】　服药后忌喧哗，令病人安静休养。

【出处】　太原市许玉山（《山西省中医验方秘方汇集》第二辑）。

【主治】 热伤阴络，非经期大量出血。

【方药】 生地四钱 党参三钱 丹皮二钱 香附一钱五分
阿胶二钱 续断二钱 白芍三钱 当归三钱 地骨皮一钱

【用法】 水煎服。

【治验】 王美英，女，二十八岁，非经期出血，淋漓不断，有虚热症状，服本方六剂而愈。

【出处】 宜春县杨觉愚（《锦方实验录》）。

【主治】 血崩。

【方药】 党参 白术 当归 白芍 白果 熟地 枣皮 黄芪 贯众 炙草 田三七（化入）

【用法】 水煎两次，先后温服。

【出处】 陈文定（《崇仁县中医座谈录》第一辑）。

【主治】 妇人血崩，危在旦夕。

【方药】 炙黄芪一钱半 炒枣仁一钱三分 土炒白术一钱三分
龟胶一钱 酒白芍一钱 炙甘草半钱 米炒西党三分 茯神六分
东阿胶一钱

【用法】 水煎顿服。

【提示】 本方药量请医师掌握使用。

【出处】 江西崇义李步忠（《中医名方汇编》）。

【主治】 血崩。

【方药】 龙骨二钱 生地二钱 白芍二钱 牡蛎二钱 人参二钱 黄芩二钱 阿胶（另包）二钱 棕皮炭二钱 侧柏（炒）三钱
槐花（炒）二钱 杜仲（炒）四钱

【用法】 用水三茶杯，煎至一茶杯，清出去渣，纳胶溶解，饭前温服。隔三小时，渣再煎服。

【出处】 （《青海中医验方汇编》）。

【主治】 崩漏。

【方药】 当归三钱　白芍二钱　香附二钱　青皮一钱半　柴胡一钱　川芎一钱　生地三钱　甘草一钱　炒荆芥二钱　地榆二钱　棕炭三钱　汉三七（另研）一钱

【制法及用法】 用水三茶杯，煎至一茶杯，清出去渣，纳胶溶解，饭前温服。隔三小时，渣再煎服。汉三七末另冲服。

【出处】 （《青海中医验方汇编》）。

【主治】 妇女血崩腹痛。

【方药】 西潞党三钱　茯神二钱　莲须二钱半　延胡二钱　地榆炭三钱　山药三钱　制首乌三钱　炒白芍一钱半　白术二钱　川断二钱　炙甘草八分　鹿角霜三钱　失笑散四钱

【用法】 煎服。

【提示】 本方主在益气止血，惟恐瘀血未净，故佐入失笑散以祛瘀，延胡以止痛，补而不滞。

【出处】 瑞安县张侠士（《浙江中医秘方验方集》第一辑）。

【主治】 血崩不止。

【方药】 白术三钱　白芍三钱　川续断三钱　山药三钱　五味子一钱半　乌梅三钱　阿胶三钱　焦地榆三钱　赤石脂四钱　炙

草一钱　红枣三个

【用法】　水煎服。

【出处】　昔阳梁德（《山西省中医验方秘方汇集》第三辑）。

【主治】　血崩。

【方药】　当归炭三钱　芥穗炭三钱　棕炭三钱　杜仲炭三钱
椿白皮炭三钱　藕节炭三钱　炒白芍三钱　炙芪三钱　焦白术三钱
炙龟板三钱　牛膝炭二钱　川续断三钱　党参三钱　焦艾叶一钱
生熟地各三钱　阿胶五钱

【用法】　水煎服。

【出处】　左权赵明同（《山西省中医验方秘方汇集》第三辑）。

【主治】　妇女血崩。

【症状】　血崩大便干，小便黄，或发烧头昏晕。

【方药】　生地五钱　生白芍三钱　大黄炭二钱　当归五钱
丹皮三钱　炙龟板二钱　黑芥穗二钱　黑蒲黄二钱　藕节一钱

【用法】　水煎服。

【出处】　太原张万华（《山西省中医验方秘方汇集》第三辑）。

【主治】　血崩。

【方药】　当归五钱　炒白芍三钱　银柴胡一钱　焦白术三钱
茯苓二钱　生草一钱　薄荷一钱　姜炭一钱半　黄柏一钱　椿白皮
四钱　香附二钱　黑介穗二钱　炙升麻五分

【用法】 水煎服。

【出处】 孝义张成善（《山西省中医验方秘方汇集》第三辑）。

【主治】 血崩。

【方药】 生芪五钱 当归三钱 党参一钱半 陈皮一钱半 白术三钱 生地炭三钱 焦杜仲一钱半 焦地榆一钱半 焦蒲黄一钱 炒五灵脂一钱 阿胶珠二钱 茯苓三钱 焦芥穗五分

【用法】 童便少许为引，水煎服。

【出处】 代县张耀魁（《山西省中医验方秘方汇集》第三辑）。

【主治】 子宫出血不止。

【症状】 血崩不止，两目发黑，昏晕不醒。

【方药】 生芪五钱 焦芥穗二钱 当归二钱 熟地五钱 续断二钱 鹿角胶三钱 龟板胶三钱 阿胶三钱 杭芍三钱 生草三钱

【加减】 气虚，加党参三钱；腹痛，加丹参三钱，生乳香二钱，生没药二钱；血不止，加棕炭三钱半；腰痛腿困倦，加山萸二钱，焦杜仲三钱；心悸，加远志，茯神各一钱半；腹痛，加元胡一钱，木通一钱。

【用法】 水煎服。

【出处】 灵石王承德（《山西省中医验方秘方汇集》第三辑）。

【主治】　子宫出血不止。

【方药】　党参八钱　黄芪一两　焦术五钱　酒当归一两　酒生地五钱　三七参二钱　寸冬五钱　山药一两　焦杜仲五钱　黑芥穗三钱　升麻一钱　炙草三钱

【用法】　水煎服。

【出处】　山西中医学校门诊部李生华（《山西省中医验方秘方汇集》第三辑）。

【主治】　子宫出血。

【症状】　血崩，头晕腰痛、颜面苍白、心跳不已、身热自汗。

【方药】　当归三钱　白芍二钱　白术二钱　炒香附二钱　炒地榆二钱　汉三七参二钱　焦芥穗二钱　贡胶二钱　焦艾二钱　焦杜仲二钱　川续断二钱　台参三钱　炙芪二钱　没药二钱　炙椿白皮二钱　炙草一钱半　棕炭二钱

【用法】　水煎服。

【禁忌】　辛辣及过早劳动。

【出处】　忻县冯珍（《山西省中医验方秘方汇集》第三辑）。

【主治】　血崩。

【方药】　熟地　枣皮　淮药　茯苓　丹皮　泽泻　龙骨　牡蛎

【用法】　用水煎后兑红糖服。

【出处】　奉节县张必银（《四川省医方采风录》第一辑）。

【主治】 血崩。

【方药】 茨红花根（又名小蓟） 棕树根 三白草根 白凤花 臭牡丹根 鸡矢藤 布菜根 小打不死（又名鸡眼菜）

【用法】 炖猪蹄服。

【出处】 金堂县李明三（《四川省医方采风录》第一辑）。

【主治】 血崩。

【方药】 当归二两 黄芪一两 地榆七钱 荆芥（炒焦）三钱 升麻（醋炒）三钱 炮姜一钱五分 血余（火煅成炭）一团

【用法】 用水煎服。

【出处】 温江县张习儒（《四川省医方采风录》第一辑）。

【主治】 妇人血崩。

【方药】 丹栀消遥散加生地、黄芪、附子、灶心土，或十全大补汤加角霜、贡胶

【制法】 水煎。

【用法】 内服。

【出处】 伍本礼（《中医采风录》第一集）。

【主治】 功能性子宫出血。

【方药】 ①阴道持续出血，颜色鲜红，腹微痛或不痛者：当归五钱 甘草三钱 杭白芍五钱 地黄炭一两 阿胶珠五钱 贯众炭一两 乌贼骨一两 黄芩炭三钱 仙鹤草一两 侧柏炭五钱

②阴道持续出血，颜色紫红，腹痛腰痛者：黄芩炭三钱

杭白芍五钱　仙鹤草一两　甘草三钱　贯众炭一两　阿胶珠一两　乌贼骨一两　当归五钱　陈艾炭三钱　地黄炭一两　三七末（冲服）一钱

③阴道持续出血，颜色淡红，腹不痛或微痛者：黄芪一两　党参五钱　阿胶珠五钱　杭白芍五钱　甘草三钱　白术三钱　仙鹤草一两　贯众炭一两　当归五钱　茯苓四钱　乌贼骨一两　地黄炭一两

④血量多、颜色淡红，日久不止，体力衰弱，腹不痛或微痛者：龟板胶一两　云苓六钱　当归五钱　地黄炭一钱　阿胶珠五钱　党参五钱　黄芪一钱　杭白芍五钱　煅牡蛎六钱　白术一钱　枣仁四钱　鹿角胶一两

⑤血暴多，心慌气累，腹不痛或微痛者：别直参一两。

【用法】　①—④水煎服，用水 800 毫升煎成 300 毫升，分三次服完。⑤用水 300 毫升煎成 150 毫升，分二次服完。

【治验】　治 50 例，有效率 100%。

【提示】　凡止血之药多有用炭者：如地黄炭、贯众炭、侧柏炭、荆芥炭等。

【出处】　(《中医名方汇编》)。

【主治】　血崩。

【方药】　党参一钱　白术五钱　当归五钱　川芎二钱　阿胶一两　棉花籽（炒）三钱　棕炭三钱

【用法】　水煎温服。

【出处】　张春岫（《大荔县中医验方采风录》）。

【主治】 血崩。

【方药】 当归三钱 杭芍三钱 侧柏三钱 艾叶三钱 棕炭二钱 云神三钱 云苓三钱 白茅根三钱 枣仁一钱半 藕节五钱 甘草一钱

【用法】 水煎服。

【出处】 李仰贤（《大荔县中医验方采风录》）。

【主治】 血崩。

【方药】 当归四钱 白芍三钱 茯神四钱 川断四钱 杜仲四钱 党参五钱 黄芪五钱 柴胡八分 升麻五分 生地四钱 广皮三钱 木瓜三钱 于术三钱

【用法】 水煎服。

【出处】 公主岭李子复（《吉林省中医验方秘方汇编》第三辑）。

【主治】 血崩。

【方药】 当归四钱 川芎三钱 白芍四钱 生地四钱 贡术四钱 远志四钱 柏炭三钱 元芩三钱 地榆三钱 贡胶一钱 艾炭三钱 元芪三钱 小蓟三钱

【用法】 血水煎服。

【出处】 周唯一（《吉林省中医验方秘方汇编》第三辑）。

【主治】 血崩。

【方药】 苍术四钱 白术三钱 防风二钱 茯苓三钱 白芍二钱

【用法】　水煎服。

【加减】　泄泻加益智、半夏、生姜、大枣。

【出处】　郭济川（《吉林省中医验方秘方汇编》第三
辑）。

【主治】　虚证血崩，大失血者。

【方药】　补经止血汤：煅龙骨五钱　煅牡蛎五钱　阿胶三
钱　茜草三钱　海蛸三钱　远志三钱　茯神三钱　枣仁四钱　生芪
五钱　白术五钱　生地四钱　酒芍四钱　棕炭五钱　黑栀四钱

【用法】　水煎服。

【出处】　德惠县王庆林（《吉林省中医验方秘方汇编》
第三辑）。

【主治】　血崩，日久不止。

【方药】　荆芥炭二钱　山楂炭二钱　蒲黄炭二钱　生地炭
二钱　地榆炭三钱　西归片二钱　鸡冠花三钱　益母草三钱　炙香
附一钱五分　桃仁粉一钱五分　炙元芪三钱　炙甘草二钱

【用法】　水煎服。

【出处】　洮安县解起英（《吉林省中医验方秘方汇编》
第三辑）。

【主治】　血崩大下不止。

【方名】　加减固汤

【方药】　败龟板（炒）四钱　杭芍（炒）三钱　酒黄柏一钱半
桦木皮（炒）三钱　香附（炒）三钱　地榆炭四钱　棕炭四钱　酒
芩一钱半　侧柏炭二钱　生地炭三钱

【用法】　水煎服。

【禁忌】　禁忌食生冷硬物。

【出处】　河间县王锡纯（《十万金方》第十辑）。

【主治】　妇女血崩。

【方药】　人参三钱　白术二钱　云苓三钱　炙草二钱　黄芪四钱　升麻一钱半　归身六钱　白芍炭三钱　地榆炭二钱　杜仲炭三钱　棕炭三钱　五味子一钱半　杭萸肉三钱

【用法】　水煎服。

【禁忌】　本方老年为宜，少壮酌用。

【出处】　束鹿县陈更生（《十万金方》第十辑）。

【主治】　妇人血崩。

【方药】　当归五钱　何首乌八钱　杭芍（炒）六钱　丹参三钱　棕炭二钱　芥炭一钱半　汉三七二钱研　川断三钱　焦术三钱　甘草一钱　阿胶三钱

【用法】　水煎服。

【出处】　深县袁翁如（《十万金方》第十辑）。

【主治】　妇人血崩，下血不止。

【方药】　白术一两　酒当归一两　醋杭芍一两　甘草二钱　生地三钱　芥穗炭二钱　口柴胡一钱　汉三七二钱

【用法】　水煎服。

【出处】　深县（《十万金方》第十辑）。

【主治】　跌闪血崩。

【方名】　逐瘀止血汤

【方药】　生地一两　大黄三钱　赤芍三钱　丹皮一钱　当归五钱　枳壳五钱　龟板三钱

【用法】　水煎服，早晚温服一次。

【治验】　侯郭营村赵产之儿媳，1956 年 7 月旬，曾患此症，服本方痊愈。

【出处】　保定市崔秀峰（《十万金方》第十辑）。

【主治】　血崩、白带。

【方药】　禹余粮石一两　赤石脂（煅）三钱　龟板三钱　鳖甲三钱　续断三钱　当归三钱　川芎三钱　生地三钱　阿胶三钱　侧柏叶三钱　鹿茸二钱　地榆三钱　牡蛎三钱　艾叶三钱

【制法】　共研细末。

【用法】　每日服二次，调粥吃。

【出处】　奉节县沈剑平（《四川省医方采风录》第一辑）。

【主治】　血崩、白带。

【方药】　大小对经草各三钱　女儿红二钱　益母草四钱　岩白菜三钱　小茴香根二钱　土巴戟三钱　五加皮二钱　土丽参五分　猪棕草三钱　六月苋五钱

【用法】　水煎，兑红糖服。

【出处】　蓬安县中医学会（《四川省医方采风录》第一辑）。

【主治】　妇人血崩。

【方药】　生地　当归　阿胶各四钱　川芎　白芍　蒲黄各三钱　丹皮　香附各三钱　老荞花（炒黑）五钱

【制法】　水煎。

【用法】　内服。

【出处】　（《中医采风录》第一集）。

【主治】　血崩。

【方药】　熟地黄三钱　黄柏炭二钱　贯众炭三钱　当归二钱　白芍二钱　丹参三钱　阿胶二钱　白术三钱　炙甘草二钱　棕炭四钱

【制法】　水煎，取汁去渣，后入阿胶烊化。

【用法】　日服二次。

【出处】　孝感专署（《湖北验方集锦》第一集）。

【主治】　妇女红崩不止。

【方药】　地榆（炒黑）七钱　川芎二钱　当归五钱　艾叶（炒）二钱　生地炭五钱　白芍四钱　血余炭一钱　阿胶（炒珠）三钱

【制法】　水煎。

【用法】　日服三次。

【出处】　孝感专署（《湖北验方集锦》第一集）。

【主治】　崩漏。

【方药】　当归三钱　丹皮四钱　牡蛎五钱　白芍四钱　龙骨四钱　血余炭四钱　木香二钱　荆介炭四钱　桑叶二钱　香附四钱

【制法】　水煎。

【用法】　日一剂，分三次服。

【出处】　孝感专署（《湖北验方集锦》第一集）。

【主治】　崩漏。

【方药】　煅龙骨五钱　煅牡蛎五钱　生地五钱　熟地五钱
白芍（酒炒）五钱　炒蒲黄三钱　棕皮炭一团　黄柏三钱　血余一团
阿胶五钱　地榆三钱　玉竹五钱　黄芩三钱

【制法】　水煎，取汁去渣，后入阿胶烊化。

【用法】　日服三次。

【出处】　恩施专署（《湖北验方集锦》第一集）。

【主治】　血崩。

【方药】　当归二钱　生地二钱　炙甘草二钱　紫草茸二钱
大小蓟二钱　荆芥炭三钱　艾绒二钱　阿胶三钱　炮干姜二钱　藕
节七个

【制法】　水煎，取汁去渣，后入阿胶烊化。

【用法】　一日量，分三次服。

【出处】　天门县（《湖北验方集锦》第一集）。

【主治】　血崩。

【方药】　当归三钱　川芎二钱　茜草三钱　白芍三钱　地黄
三钱　龙骨三钱　牡蛎三钱　党参三钱　白术三钱

【制法】　水煎。

【用法】　内服。

【出处】　沔阳县（《湖北验方集锦》第一集）。

【主治】 红崩。

【方药】 黄芪一两 白术一两 龙骨八钱 牡蛎八钱 枣皮八钱 白芍四钱 海蛸四钱 茜草三钱 当归三钱 柴胡二钱 五倍子一钱 陈棕炭为引

【制法】 水煎。

【用法】 内服。

【出处】 监利县（《湖北验方集锦》第一集）。

【主治】 妇人崩带。

【方药】 海螵蛸三钱 枣仁二钱 炒蒲黄三钱 阿胶三钱 吴萸五分 茯神三钱 川芎二钱 续断三钱 肉桂三钱 枣皮三钱 白芍三钱 当归三钱 熟地三钱 炙甘草五分 樗根白皮引

【制法】 水煎，取汁去渣，后入阿胶烊化。

【用法】 一日量，早晚分服。

【出处】 建始县（《湖北验方集锦》第一集）。

【主治】 晚年血崩不止（有紫块者）。

【方药】 黄连（土炒）一钱半 黄芩（土炒）一钱半 焦栀仁二钱 黄柏（酒炒）二钱 棕炭三钱 连翘炭三钱 甘草五分

【用法】 入水三碗，煎至一碗，内服；隔三小时，渣再煎服。

【出处】 陶维章（《中医验方汇编》）。

【主治】 血崩。

【方药】 人参三钱 焦白术三钱 茯苓二钱 炙甘草一钱半 桂元二钱 当归三钱 生地三钱 杭芍三钱 川芎二钱 续断三钱

山萸二钱　阿胶二钱　枣仁二钱　姜炭三钱　炙三七三钱

【用法】　水煎服，引入棕炭，日服三次。

【禁忌】　生冷食物。

【出处】　湟中中医进修班（《中医验方汇编》）。

【主治】　血崩（由惊恐而得者）。

【方药】　四物汤加茯神三钱　远志三钱　枣仁三钱　荆芥（炒）三钱　蒲黄（炒）三钱　姜炭三钱　棕炭三钱　百草霜三钱　炙草一钱

【用法】　水煎服。

【出处】　西宁药材公司马涌泉（《中医验方汇编》）。

【主治】　血崩。

【方药】　炒当归三钱　川芎一钱半　黑姜三钱　焦荆芥五钱　乌梅二钱半　炙甘草二钱　焦蒲黄六钱

【用法】　水煎服，童便、黄酒为引。

【出处】　西宁市卫协李耀亭（《中医验方汇编》）。

【主治】　血崩不止（有血块），头晕，腰痛，有时人事不省。

【治法】　灸大敦穴、隐白穴。

【用法】　以灯心蘸麻油，用火燃着，灸大敦穴、隐白穴，灸后起泡，以消炎膏敷之。

【提示】　本法对于漏证无效。

【出处】　孝感专署（《湖北验方集锦》第一集）。

十二、漏血

漏血指妇女不在行经期间而出血淋漓不断者，又称为"漏下"。若经期延长达两周以上者，也属于漏下范畴。

西医学的无排卵型功能失调性子宫出血、生殖器炎症和某些生殖器肿瘤均可导致漏血。

【主治】 漏血。

【方药】 白露节的朝阳花（葵花）

【制法】 煎制。

【用法】 水煎连服。

【出处】 阳原县苏秀田（《十万金方》第二辑）。

【主治】 崩漏不止。

【方药】 贯众一两

【制法】 用陈醋浸三天晒干，焙黄为末。

【用法】 分三次，米汤送服。

【出处】 沽源县张生（《十万金方》第三辑）。

【主治】 妇女经血崩漏。

【方药】 人中白三钱五分

【用法】 焙黄研末，米汤送服。
【出处】 商都县王鸿仁（《十万金方》第三辑）。

【主治】 妇女经血淋漓不断。
【方药】 久年封酒罐的尿胞皮一个
【制法】 用砂锅炒成炭，研为细面。
【用法】 黄酒二两送下，每个分三次服。
【出处】 安国韩月波（《十万金方》第十辑）。

【主治】 血崩漏，下腹痛。
【方药】 鲤鱼鳞（炒炭为面）三钱
【用法】 黄酒送下，白水亦可。
【治验】 小南流村王小瑞，七十五岁，服本方而愈。辛庄冯氏，女，五十九岁，服本方而愈。
【出处】 焦庄乡王兵山（《祁州中医验方集锦》第一辑）。

【主治】 妇女崩漏。
【方药】 兔子两耳（焙干为面）
【用法】 黄酒冲服，立愈。
【出处】 伍仁桥宋殿勋（《祁州中医验方集锦》第一辑）。

【主治】 产血不止。
【方药】 百草霜三钱
【用法】 黄酒送下。
【治验】 安国城内孙桂芬，三十二岁，患此症，用本方即愈。南关南头孙玉珍，三十四岁，用本方痊愈。统计治愈多人。

【出处】 安国县东固村崔殿奎（《祁州中医验方集锦》
第一辑）。

【主治】 崩漏不止。

【方药】 醋炒蒲黄四两

【制法】 水煎。

【用法】 内服（顿服）。

【出处】 西平宋自明（《河南省中医秘方验方汇编》续二）。

【主治】 崩漏不止。

【方药】 陈芦苇二两

【用法】 浓煎，一次服下。

【出处】 李元芳（《崇仁县中医座谈录》第一辑）。

【主治】 妇女前阴出血。

【方药】 棉花根皮（鲜的干的都可）一钱至三钱

【用法】 水煎服。

【出处】 石家庄市中医学校熊古山（《十万金方》第十
辑）。

【主治】 妇女经水淋漓不断。

【方药】 贯众五钱

【制法】 炒黑存性，煎水。

【用法】 内服。

【出处】 沔阳县（《湖北验方集锦》第一集）。

【主治】　崩漏不止。

【方药】　槐子—两五钱

【制法】　将槐子炒存性，研末。

【用法】　空心服，每次三钱，温开水送下。

【出处】　孝感专署（《湖北验方集锦》第一集）。

【主治】　崩漏不止。

【方药】　栀子—两五钱

【制法】　将栀子炒黑存性，研末。

【用法】　日服二次，早晚空心用开水送下三钱。

【出处】　监利县（《湖北验方集锦》第一集）。

【主治】　子宫出血。

【方药】　桑耳子二两

【制法】　炒黑碾末。

【用法】　兑酒服。

【出处】　何荣畅（《中医采风录》第一集）。

【主治】　妇人子宫出血。

【方药】　牛角尖

【制法】　烧灰研细。

【用法】　兑白酒服。

【出处】　何荣畅（《中医采风录》第一集）。

【主治】　崩漏。

【方药】　贯众

【用法】 同米炒和，酒服下，每服二钱。

【提示】 方歌：妇人崩漏何其多，贯众还用米炒和，每服二钱酒服下，应知此症自消除。

【出处】 湟中中医进修班（《中医验方汇编》）。

【主治】 崩漏。

【方药】 地榆一两

【用法】 苦酒煎，露一宿，次晨温服。

【提示】 服后即止，再随症治之。

【出处】 西宁上游公社医疗所李华如（《中医验方汇编》）。

【主治】 月经淋沥不断。

【方药】 木贼草三钱

【用法】 水煎服，一日一次。

【提示】 见于《圣惠方》。

【出处】 杭州市董浩（《浙江中医秘方验方集》第一辑）。

【主治】 漏血。

【方药】 威灵仙五钱 红糖二两

【用法】 将上药用淡水酒一大碗、开水半碗，煎成三分之一，取汁去渣，分两次温服，每隔四小时服一次。

【出处】 章藻辉（《崇仁县中医座谈录》第一辑）。

【主治】 经漏（慢性子宫出血），或因小产而月经淋沥不断。

【方药】 木耳八两

【用法】 将木耳用温水泡开，每次一两，结合卷子一个，空心每日吃二次，四日服完。

【治验】 深泽县其吉村陈惠英，二十九岁，小产后经血不断三月之久，面色苍白，身体消瘦，呼吸喘促。服本方十日后血止，精神恢复，痊愈。

【出处】 安国先锋医院高天佑（《祁州中医验方集锦》第一辑）。

【主治】 崩漏。

【方药】 百草霜若干　鸡蛋三个

【制法】 在镟子上炒熟。

【用法】 一次吃完。

【出处】 王玉明（《河南省中医秘方验方汇编》）。

【主治】 漏证日久。

【方药】 地榆一两　苦酒半斤

【制法】 同放砂锅内煎之。

【用法】 一日分四次服完。

【出处】 长垣符敬礼（《河南省中医秘方验方汇编》续一）。

【主治】 血崩后瘀血久不干净。

【方药】 生蒲黄三两　鸭蛋四个

【用法】 打破鸭蛋取出黄白，和蒲黄调匀，用菜油煎酥，成黄黑色。待冷后一次食完。其血即干净。

【出处】 重庆市第一中医院唐阳春（《四川省中医秘方

验方》）。

【主治】　崩漏。

【方药】　广木香　五灵脂等分

【用法】　共研细末，每服一钱五分。一日可服二至三次，温开水送服。

【提示】　煎服则效减。

【出处】　杭州市富晚芗（《浙江中医秘方验方集》第一辑）。

【主治】　更年期子宫出血，淋漓不断，腹微痛，腰困，头晕，倦怠，食少。

【方药】　芥穗炭四钱　荆芥炭四钱

【制法及用法】　黄酒四两、童便四两代水煎药，煎取三分之一，食前温服。

【治验】　大同市户部角三号一老妇患此病，年六十余岁，经多处治疗无效，赴北京就医，遇人介绍本方，服用两剂后果然痊愈。吾得本方后治过多人，确有效验。

【出处】　大同市郭廷选（《山西省中医验方秘方汇集》第二辑）。

【主治】　子宫出血。

【方药】　棕炭五钱　棉花子炭二两

【用法】　研成细末，分二十包，每服一包，开水送下。

【出处】　忻县杨敬轩（《山西省中医验方秘方汇集》第三辑）。

【主治】　月经来时点滴不净。

【方药】　油葱头—两　西枣—两

【用法】　炖猪蹄服。

【出处】　开县中西医代表会（《四川省医方采风录》第一辑）。

【主治】　崩漏。

【方药】　柏叶炭（醋制）一两　棕榈炭（醋制）一两

【用法】　水煎服。

【出处】　长岭县杨占山（《吉林省中医验方秘方汇编》第三辑）。

【主治】　血漏。

【方药】　莲房炭五钱　米壳二钱

【用法】　水煎服。

【出处】　长春中医学院姜桂枝（《吉林省中医验方秘方汇编》第三辑）。

【主治】　崩漏。

【方药】　地榆五钱　三七五钱

【用法】　水煎服，每日二次。

【出处】　牛东生（《中医验方汇编》）。

【主治】　漏血。

【方药】　棕炭　乌梅　红枣各三钱

【制法】　煎剂。

【用法】 水煎服。

【出处】 阳原县苏世法（《十万金方》第二辑）。

【主治】 崩中暴下，经漏不止。

【方药】 赤石脂一两　海螵蛸一两　侧柏叶一两

【制法】 上药为末。

【用法】 每服三钱，一日三次，开水送下。

【治验】 本方曾治十余人，如小无房子村李某，女，25
岁，患此症四十余日，服本方一料即愈。

【出处】 沽源县中医李宁宸（《十万金方》第三辑）。

【主治】 崩漏失血。

【方药】 乌梅炭一两　棕皮炭一两　干姜炭五钱

【用法】 共为细面，每服三钱，乌梅汤送下，早晚二
次服。

【治验】 李化南之弟妹患崩漏久不愈，经西医治疗无
效，服本方一剂即止。秦继善之弟妹也患崩漏日久，服本方
一剂即愈。用本方治愈者不可胜计。

【出处】 城东乡胡庄朱德馨（《祁州中医验方集锦》第
一辑）。

【主治】 崩漏。

【方药】 棕板炭三钱　贯众炭三钱　猪蹄甲（炙黄）七个

【用法】 共为细面，每服三钱，日服二三次，黄酒
送下。

【治验】 霍家庄李双，三十二岁，身体黄瘦，四肢无

力，服药一剂愈。

【出处】 安国县霍家庄赵凤山（《祁州中医验方集锦》第一辑）。

【主治】 经漏。

【方药】 黑芥穗三钱 黑蒲黄三钱 血余炭二钱

【制法】 水煎。

【用法】 内服。

【出处】 新专李子才（《河南省中医秘方验方汇编》续二）。

【主治】 慢性子宫出血，赤带漏经。

【方药】 止血根一两 大枣三枚 生姜三片

【制法及用法】 加水三杯煎，去渣。分早、午、晚三次服。

【提示】 止血根即野菊花根，生于太行山一带，菊花科，叶如菊叶，面背均绿色，开小黄花，根如大指，皮黑，肉粉红色，有臭脚味，乡人叫臭脚根。

【出处】 阳泉市杨景新（《山西省中医验方秘方汇集》第二辑）。

【主治】 妇女崩漏，日久不愈，淋沥难尽。

【方药】 阿胶三钱 当归三钱 冬瓜仁三钱

【用法】 当归、冬瓜仁先煎，取汁去渣，然后加入阿胶熔化，分三次服用。

【提示】 若大崩则本方不宜使用。

【出处】　重庆市中医进修学校秦至奇（《四川省中医秘方验方》）。

【主治】　月经日久，淋漓不断。

【方药】　侧柏叶三钱　生白芍三钱　贡胶珠三钱

【用法】　水煎服，三剂即愈。

【出处】　榆树县王凤山（《吉林省中医验方秘方汇编》第三辑）。

【主治】　老年气血两亏，崩漏。

【方药】　丽参三钱　沉香二钱　元肉一两

【制法】　水煎。

【用法】　日服二次。

【出处】　孝感专署（《湖北验方集锦》第一集）。

【主治】　崩漏。

【方药】　棕树子四两　生姜二两　红糖四两

【制法】　先将棕树子、生姜用适量水煎，去渣取汁，后入红糖收膏。

【用法】　日服1~2次，每次服一茶匙，用开水冲服。

【出处】　孝感专署（《湖北验方集锦》第一集）。

【主治】　漏血。

【方药】　松树根三钱　冬瓜根四钱　川牛膝三钱　棕树根三钱

【用法】　上药水煎两次，先后分服，每隔四小时服一次，服时加红糖和米酒调服。

【出处】 谢开元（《崇仁县中医座谈录》第一辑）。

【主治】 子宫出血不止。

【方药】 肉桂散：肉桂（炒焦）二钱 五灵脂（炒）二两
乌梅二两

【用法】 共研为末，每服二钱，一日二次，开水送服。

【出处】 西宁中医院马海如（《中医验方汇编》）。

【主治】 妇女崩漏或经血过多，淋漓不断。

【方药】 莲房三个炭 血余炭一钱 丝瓜炭六钱 黄酒二两

【制法】 共为细面，分为三包。

【用法】 日服两次，每次一包，早晚用黄酒送下。

【出处】 涿县张振岗（《十万金方》第三辑）。

【主治】 崩漏小产，伤血头晕。

【方药】 熟地四两 红糖四两 生地四两 红枣四两

【用法】 清水煎服。

【治验】 店上杨秋娥，女，三十八岁，用本方而愈。

【出处】 焦庄乡杨奎华（《祁州中医验方集锦》第一辑）。

【主治】 经血不断，日久不止。

【方药】 当归四钱 杭萸二钱 红花四钱 生姜三片

【用法】 米汤煎，兼米汤漱口。

【出处】 博野社医院孟昭灿（《祁州中医验方集锦》第
一辑）。

【主治】　经漏及产期血迷神昏。

【方药】　莲房六钱　棕炭三钱　香附炭三钱　芥穗炭三钱

【用法】　共为细面，每服三钱，元酒送下。

【出处】　农安县王文会（《吉林省中医验方秘方汇编》第三辑）。

【主治】　妇女崩漏。

【方药】　棕炭一两　贯众炭一两　地榆炭一两　芥穗炭五钱
杏仁皮炭五钱

【用法】　共为细面，每服三钱，童便为引。

【治验】　肖银姑患崩漏，服本方而愈。

【出处】　伍仁桥乡李斌卿（《祁州中医验方集锦》第一辑）。

【主治】　崩漏不止。

【方药】　当归三钱　生地三钱　甘草五钱　阿胶六钱　艾叶
（醋炒）二钱

【制法】　水煎，取汁去渣，后入阿胶烊化。

【用法】　早晚二次温服。

【出处】　恩施专署（《湖北验方集锦》第一集）。

【主治】　妇女崩漏不止。

【方药】　龟板三钱　龙骨三钱　枯矾三钱　棕炭三钱　荷叶
三钱　百草霜三钱

【用法】　共研为细面。每服三钱，每日两服，白水送下。

【治验】 辛庄村霍某某，四十二岁，服本方二日而愈。

【出处】 安国超美人民公社医院霍超郡（《祁州中医验方集锦》第一辑）。

【主治】 崩漏。

【方药】 断红丸：荆芥炭一两　地榆炭三两　棕炭二两　三七末三两　槐花（炒）二两

【用法】 共研细末，开水为丸，如桐子大。每次五十丸，一日二次，开水送服。

【出处】 西宁中医院马海如（《中医验方汇编》）。

【主治】 妇人崩漏久不愈而成坏血症。

【方药】 鹿角霜一两　三七五钱　泽兰一两　艾绒五钱　黑荆芥一两　白芷一两

【用法】 上药磨粉，炒糖为丸，用生柏叶、茅根煎水冲服。每天二次，每次三钱。

【出处】 江西于都袁文斐（《中医名方汇编》）。

【主治】 经血不止。

【方药】 川郁金一两五钱　生地炭二两　酒芍五钱　大麦冬五钱　藕节炭一两　京墨二两

【用法】 共为细末，每服三钱，元酒送下。

【出处】 四平市石万喜（《吉林省中医验方秘方汇编》第三辑）。

【主治】 白漏不绝。

【方药】 白马蹄（炮）四两 禹粮石四两 龙骨三两 乌贼骨 僵蚕 赤豆脂各二两

【制法】 共为细末，蜜丸，如梧桐子大。

【用法】 每服十粒，酒送下。

【出处】 监利县（《湖北验方集锦》第一集）。

【主治】 血崩（淋漓不断）。

【方药】 棕炭散：棕炭五钱 槐花（炒）五钱 焦荆芥穗五钱 红花（炒）五钱 鸡冠花五钱 生三七三钱

【用法】 共研细末，每服三钱，饭前开水冲服，一日二次。

【禁忌】 孕妇忌服。

【出处】 西宁中医院耿子元（《中医验方汇编》）。

【主治】 漏血。

【方药】 党参三钱 川柏一钱半 熟地三钱 当归三钱 麻黄八分 加皮二钱 鹿胶二钱 川姜八分 玉桂一钱 木瓜二钱

【用法】 煎水两次，先后分服，四小时服一次。

【出处】 徐顺生（《崇仁县中医座谈录》第一辑）。

【主治】 崩漏。

【方药】 台参二钱 炙芪三钱 白术炭四钱 熟地炭三钱 棕炭二钱 杜仲炭三钱 汉三七（研末冲服）三钱 茯神木三钱 茯苓二钱 甘草一钱

【制法】 水煎。

【用法】 温服。

【出处】 无极县白桐茂（《十万金方》第二辑）。

【主治】 妇女血崩漏下不止。

【方药】 白术三钱半 丽参二钱 黄芪四钱 当归五钱 茯神三两 远志二钱 枣仁二两 木香一两 元肉三两 甘草二钱 汉三七二钱

【用法】 水煎服。

【出处】 西照村许尚祥大夫、崔章乡医院孙庆轩（《祁州中医验方集锦》第一辑）。

【主治】 妇女经血不断。

【方药】 丹皮 白茅根 大小蓟 棕皮 侧柏叶 藕节血余 艾叶 干姜各等分

【用法】 各烧炭为细面，用四物汤煎水送下，每日三次，每服三钱，以血止为度。

【治验】 阎银同等十一人均痊愈。

【出处】 崔章医院孙庆轩（《祁州中医验方集锦》第一辑）。

【主治】 崩淋不止。

【方药】 人参一钱 当归三钱 焦白术三钱 煅牡蛎三钱 川芎三钱 赤石脂三钱 炒蒲黄三钱 炒白芍三钱 熟地炭三钱 炒地榆二钱 贡胶珠三钱 甘草一钱 小蓟炭二钱 艾叶二钱

【用法】 水煎服。

【出处】 张心宁（《河南省中医秘方验方汇编》）。

【主治】 子宫出血，淋漓不止，或大下血。

【方药】 当归四钱 川芎三钱 白芍三钱 生地炭三钱 黑栀子三钱 刘寄奴三钱 阿胶珠三钱 芥穗炭三钱 贯众炭三钱 田三七二钱 艾叶三片

【制法】 水煎。

【用法】 内服。

【出处】 滑县班绰然（《河南省中医秘方验方汇编》续一）。

【主治】 崩漏。

【方药】 当归八钱 川芎三钱 白芍三钱 生地炭三钱 栀子炭三钱 地榆炭五钱 蒲黄炭三钱 桃仁二钱 红花一钱 陈皮三钱 白术二钱 砂仁三钱 侧柏叶三钱 棕炭三钱 艾叶一钱

【制法】 水煎。

【用法】 内服。

【出处】 商专吴木栋（《河南省中医秘方验方汇编》续二）。

【主治】 慢性崩漏。

【方药】 贡胶四钱 白条参三钱 口芪四钱 熟地五钱 杜仲五钱 川断五钱 毛姜三钱 蒲黄炭三钱 升麻一钱 怀牛膝三钱 白术三钱 甘草一钱 破斗灰一撮

【制法】 水煎。

【用法】 内服。

【出处】 商专崔国荣（《河南省中医秘方验方汇编》续二）。

【主治】 经血淋漓不断。

【方药】 陈棕二两　丝瓜一两　刺猬皮二两　红鸡冠花一两　地榆炭三钱　红花一两

【制法】 水煎，加黄酒一两。

【用法】 内服。

【出处】 新专李嘉宾（《河南省中医秘方验方汇编》续二）。

【主治】 月经日久淋漓不止。

【方药】 狗脊二钱　当归二钱　川芎一钱半　杭菊二钱　生地二钱　地榆一钱半　续断二钱　白芷一钱半　黄芩一钱半　阿胶一钱半　赤石脂一钱半

【用法】 每日煎服一剂，服二三剂。

【出处】 泸溪中医康石甫（《湖南省中医单方验方》第二辑）。

【主治】 妇女经来不止，淋沥不断，脉苁微弱。

【方药】 当归五钱　川芎二钱　杭白芍三钱　熟地二钱　香白芷一钱半　酒黄芩一钱　黑地榆三钱　阿胶珠三钱　川续断三钱

【制法及用法】 用水三杯，煎至八分。空心温服，每剂服二次。

【禁忌】 生冷、房事。

【出处】 介休县王锡普（《山西省中医验方秘方汇集》第二辑）。

【主治】　经来不多，淋漓不断，日久不止。

【方药】　当归　川芎　香墨各三钱　知母　贝母　橘红各二钱　冬花一钱　生姜三片引

【用法】　水煎，空腹服。

【出处】　忻县杨敬轩（《山西省中医验方秘方汇集》第三辑）。

【主治】　月经淋沥不尽。

【方药】　熟地三钱　艾叶（炒焦）三钱　白芍三钱　当归三钱　川芎二钱　黑炮姜一钱　蒲黄一钱　甘草一钱

【用法】　用水煎服。

【出处】　新繁县卫协会（《四川省医方采风录》第一辑）。

【主治】　崩漏不止。

【方药】　西党参五钱　焦白术五钱　炙甘草一钱　炙黄芪五钱　当归五钱　云神三钱　炭熟地五钱　黑杜仲三钱　炒白芍三钱　炭荆芥三钱　黑蒲黄三钱　远志二钱　正广香一钱半　龙眼肉五枚

【用法】　水煎二次，先后温服。

【出处】　谢茂生（《崇仁县中医座谈录》第一辑）。

【主治】　崩漏初起，不论虚实皆宜。

【方药】　荆芥二钱　当归三钱　白芍二钱　香附二钱　川芎一钱　生地二钱　黄芩二钱　地榆三钱　艾叶一钱　阿胶（另包）二钱

【制法及用法】　用水三茶杯，煎至一茶杯，纳胶溶解，饭前温服。隔三小时，渣再煎服。

【出处】 （《青海中医验方汇编》）。

【主治】 慢性血崩。

【方药】 熟地三钱　当归三钱　川芎一钱　白芍三钱　阿胶四钱　煨艾叶一钱半　广三七五分　棕榈炭三钱　栀子炭一钱半　侧柏叶二钱　茯苓三钱　白术二钱　甘草一钱

【用法】 水煎服。

【出处】 西安市中医学习班申学文（《中医验方秘方汇集》）。

【主治】 月经淋漓不断，午后潮热，面黄。

【方药】 炙黄芪三钱　党参三钱　土白术三钱　党归三钱　茯神三钱　远志一钱　炒枣仁（研）三钱　龙眼肉一钱半　炙草一钱半　广木香一钱　阿胶（蒲黄炒，去蒲黄）三至五钱

【用法】 水煎服。

【禁忌】 血热崩下者禁用。

【加减】 脉象浮数、口干善怒，去黄芪，加丹皮、栀子。

【出处】 西安市中医学习班惠毅杰（《中医验方秘方汇集》）。

【主治】 老年妇人经血漏崩。

【方药】 蜜黄芪六钱　人参一钱五分　云苓三钱　酒芍三钱　炙枣仁四钱　远志三钱　侧柏叶四钱　地榆四钱　丹参三钱　棕炭三钱　煅牡蛎三钱　龙骨三钱　山药三钱　金樱四钱　元肉引，另

研海蛸三钱　京墨二钱（分三包，随汤药服之）

【用法】　水煎，早晚空心服之。

【加减法】　头疼，加炒芥穗、白芷；腰疼，加川断、杜仲；老年人气虚，人参、黄芪倍用；发烧，加龟板、鳖甲；腹疼，加沉香、元胡。

【禁忌】　生冷辣物。

【出处】　敦化县马黄一（《吉林省中医验方秘方汇编》第三辑）。

【主治】　治气虚下陷，经血淋漓不断，症见颜面苍白，气短心悸者。

【方名】　加味归脾汤。

【方药】　党参五钱　焦白术五钱　炙黄芪一两　当归五钱　远志三钱　茯神五钱　枣仁五钱　广木香一钱　元肉三钱　地榆皮三钱　芥炭二钱　甘草二钱。另外红朱砂一钱　汉三七一钱

【制法】　朱砂和三七，二味研成细面。

【用法】　水煎服，唯朱砂和三七面用药汤冲服。

【治验】　祝某某之妻，37岁，经血淋沥不断，十余日，诊其脉微细，二剂愈。过六个月后，病又重犯，又服本方三剂而愈。

【出处】　承德纪永顺（《十万金方》第十辑）。

【主治】　妇人崩漏不止。

【方名】　二地汤

【方药】　当归四钱　二地四钱　川断四钱　酒芍三钱　香附三钱　熟卜黄三钱　山药三钱　侧柏炭　莲房炭各三钱　艾炭三钱

龟板四钱　杜仲炭三钱　黄酒童便引

【用法】　水煎服。

【治验】　刘玉海之妻服本方而痊愈。

【出处】　围场县白昆林（《十万金方》第十辑）。

【主治】　妇人崩漏。

【方名】　四物汤加减

【方药】　当归四钱　川芎三钱　熟地四钱　杜仲炭一两　棕炭六钱　荆炭四钱　柏叶炭三钱　炒蒲黄六钱　地榆炭四钱　甘草二钱

【用法】　水煎服。

【治验】　丁凤英，35岁，忽然下血不止，服本方一剂痊愈。本方治愈崩漏甚多，不能尽述。

【出处】　围场县冯继武（《十万金方》第十辑）。

【主治】　崩漏不止。

【方药】　醋白芍三钱　焦白术三钱　焦芥穗三钱　焦香附三钱　焦杜仲二钱　升麻五分　五味子一钱　茜草二钱　银柴胡一钱半　三七参一钱半　牡蛎一钱　生草一钱半

【用法】　水煎服。

【出处】　代县朱宗溪（《山西省中医验方秘方汇集》第三辑）。

【主治】　操劳过度，子宫出血。

【方药】　全归三钱　川芎一钱半　生杭芍三钱　生地三钱　胡连一钱半　条芩二钱　川柏二钱　栀子二钱　蒲黄二钱　炒地榆

三钱

【用法】 淡竹叶引，水煎服。

【出处】 孙林卿（《大荔县中医验方采风录》）。

【主治】 妇女腰腹痛、流血不止、头晕。

【方药】 当归三钱　川芎二钱　酒芍三钱　莲房炭三钱　黑蒲黄二钱　三七（研细，另包冲服）一钱　生芪五钱　生草二钱　焦山栀一钱五分

【用法】 引用灯心，水煎服。

【出处】 长白县丁明阁（《吉林省中医验方秘方汇编》第三辑）。

【主治】 经血淋漓不断，其色紫，腹胀痛。

【方药】 莲房七钱　鸡冠花二钱　凌霄花二钱　三七七分元胡一钱五分　生白芍三钱五分　青皮一钱五分　甘草一钱五分

【用法】 水三碗，煎八分服。

【出处】 潭景祈（《吉林省中医验方秘方汇编》第三辑）。

【主治】 妇女慢性子宫出血症（即长时间的漏证）。

【方名】 黄土汤

【方药】 生地三钱　白术四钱　云苓四钱　山药四钱　炙草三钱　黄芩炭三钱　蒲黄炭三钱　地榆炭三钱　贡胶（另煎）三钱　炒黄土（另用）三两

【制法】 用地面半尺以下之净土（黄土）三两，炒令褐红色，水煎15分钟后去泥土，用水煎前药。

【用法】　贡胶单煎，分三次兑入前药服下，数剂即愈。

【治验】　黄松峪，患子宫慢性出血症，腹疼时下血块，周身倦怠，心悸头眩，食少而胀满，经服本方数剂而愈。

【出处】　平谷周夫恭（《十万金方》第十辑）。

【主治】　妇女崩漏，下血不止。

【方药】　当归五钱　川芎三钱　白芍三钱　熟地三钱　川断三钱　台参三钱　云苓四钱　阿胶三钱　炙草二钱　柴胡三钱　升麻一钱半　香附三钱

【用法】　水煎服。

【出处】　深县（《十万金方》第十辑）。

【主治】　少年交媾出血症。

【方名】　引精止血汤

【方药】　人参五钱　白术五钱　茯苓五钱　熟地五钱　山萸二钱　炮姜二钱　黄柏五钱　芥穗三钱　车前子（布包）三钱

【用法】　水煎服，早晚各服一次。

【出处】　保定市崔秀峰（《十万金方》第十辑）。

【主治】　崩漏。

【方药】　当归三钱　丹皮四钱　牡蛎五钱　白芍四钱　龙骨四钱　血余炭四钱　木香二钱　荆介炭四钱　桑叶二钱　香附四钱

【制法】　水煎。

【用法】　日一剂，分三次服。

【出处】　孝感专署（《湖北验方集锦》第一集）。

【主治】 崩漏。

【方药】 贯众四两 枯矾一两 木香五钱 黄连二钱 肉桂二钱 陈芭蕉扇（烧灰）一把

【制法】 共研细末，为丸。

【用法】 日服二次，每次一钱，用开水送下。

【出处】 恩施专署（《湖北验方集锦》第一集）。

【主治】 崩漏。

【方药】 煅龙骨五钱 煅牡蛎五钱 生地五钱 熟地五钱 白芍（酒炒）五钱 炒蒲黄三钱 棕皮炭一团 黄柏三钱 血余一团 阿胶五钱 地榆三钱 玉竹五钱 黄芩三钱

【制法】 水煎，取汁去渣，后入阿胶烊化。

【用法】 日服三次。

【出处】 恩施专署（《湖北验方集锦》第一集）。

【主治】 崩久成漏，经年不愈。

【方药】 鹿角霜一两 柏子仁（炒去兜）一两 归身一两 茯神一两 煅龙骨一两 阿胶（蛤粉炒炒珠）一两 川芎七钱 香附（醋炒）二两 炙甘草五钱 川续断一两五钱

【制法】 共研细末，以怀山药五两另研细成粉，煮糊为丸，如梧桐子大。

【用法】 每次空心服五十丸，用开水送下。

【出处】 恩施专署（《湖北验方集锦》第一集）。

【主治】 妇女经漏不止，经来淋漓，数月不绝。

【方药】 赤石脂二钱 侧柏炭四钱 地榆二钱半 续断二钱

半　禹余粮二钱半　莲须二钱半　炒蒲黄三钱半　大小蓟各二钱半

鹿角霜三钱八分　乌贼骨三钱八分

　　【制法】　水煎。

　　【用法】　内服。

　　【出处】　大冶县（《湖北验方集锦》第一集）。

　　【主治】　崩漏不止（腹痛、腹胀、贫血者）。

　　【方药】　焦地榆二钱　炒蒲黄二钱　生地炭三钱　棕炭二钱

侧柏叶（炒）一钱半　丹皮一钱半　杭白芍二钱　归身二钱　甘草

五分

　　【用法】　水二碗煎至一碗，顿服；三小时后，渣再

煎服。

　　【提示】　腹中有热，加焦栀一钱半，焦荆芥一钱半；食

欲不振，微有腹胀，加白术（土炒）二钱，枳壳一钱半。

　　【禁忌】　服药后不可吃刺激东西及过度劳动。

　　【出处】　尚朝佐（《中医验方汇编》）。

　　【主治】　崩漏不止（紫黑成块，气虚不摄血）。

　　【方药】　人参二钱　白术三钱　当归二钱　黄芪（炙）四钱

焦荆芥一钱　黑姜一钱　汉三七（另包）二钱　九地三钱　云苓二钱

　　【用法】　入水二碗煎至一碗，入童便少许，冲三七一

钱，内服；三小时后，渣再煎服，仍冲三七一钱。

　　【出处】　吴万载（《中医验方汇编》）。

　　【主治】　子宫癥瘕（月经淋漓，腹部胀痛）。

　　【方药】　生黄芪五钱　香白芷五钱　五倍子五钱　全当归

五钱　白僵蚕五钱　粉甘草三钱　金银花八钱　没药四钱　乳香四钱　白螺蛳壳四钱　大红枣（去核，另煎）一斤

【用法】　水煎三次，去渣，用药汁煮枣。俟水煮干，吃药枣，每日三五枚，每日吃一次。

【提示】　连服三剂即效。

【出处】　西宁中医院耿子元（《中医验方汇编》）。

【主治】　子宫出血，阴道流血。

【方药】　归身（炒）三钱　黄芪四钱　丹皮（炒）一钱半　小蓟炭三钱　地榆炭三钱　生地四钱　白芍一钱　阿胶珠四钱　茜草炭二钱

【用法】　水煎服，一日一剂。

【出处】　西宁中医院章承启（《中医验方汇编》）。

【主治】　漏血。

【方药】　大活血　小活血　大白　枳壳　川牛膝　木瓜　当归　桔梗　乳香　没药各三钱

【用法】　将上药用水酒一大碗，红糖二两，加水半碗，同煎成二分之一，分两次温服，四小时服一次。

【出处】　李科人（《崇仁县中医座谈录》第一辑）。

【主治】　慢性子宫出血

【取穴】　三阴交、隐白。

【手法】　三阴交用中度刺激，留针十分钟，隐白灸至潮红为度。

【治验】　①鲁某某，女，四十二岁，湖南省平江县人，

于1958年12月10日就诊。主诉：腰痛小腹胀，经来淋漓不绝，历时三个多月。患者一年来，每次月经来潮三四天内腰痛，少腹胀满，牵引下肢大腿部不适，经期持续十余天始净，到现在已三个多月，经水淋漓不绝，精神不振，面色苍白，体瘦呈贫血状态，声音低微，脉象细数，舌质淡红、苔白。第一日针三阴交，灸隐白，次日病已减半，针至第四日完全痊愈，再嘱患者回家休养，买驴胶炖鸡蛋服一段时间，经追访至今未曾复发，近来月经按时来潮。

②林某某，女，十八岁，江西铜鼓县人，于1959年1月5日就诊。患者自结婚后，月经来潮已三十余天仍持续不断，面色萎黄，脉涩，舌苔薄白微红。经针三阴交，灸隐白，十天而愈，后经访问未复发。

按：以上二例，均属脾虚不能统血，脾不统摄则经水淋漓不断，三阴交、隐白系脾经之主穴，具有摄血、补脾、养血之作用，故对本症有效。

【出处】　铜鼓县永宁镇人民医院王康凡（《锦方实验录》）。

【主治】　受孕后经血不时点滴漏下。

【方药】　条芩三钱　白芍三钱　白术三钱　人参三钱　熟地五钱　当归三钱　甘草五分　苏梗一钱半

【用法】　清水煎服。

【出处】　伍仁桥张秀岩（《祁州中医验方集锦》第一辑）。

【主治】　崩漏。

【症状】　下腹疼痛，崩如豆汁，紫色过多，淋漓不止。

【方药】 当归五钱 川芎二钱 熟地三钱 炒白芍二钱 焦芥穗五钱 干姜炭三钱 焦蒲黄三钱 醋炒苍术三钱 茯苓二钱 人参二钱 炙芪五钱 醋元胡二钱 炒桃仁一钱半 红花一钱半 炙草一钱 白酒红糖五钱引

【用法】 水煎服。

【禁忌】 孕妇禁服。

【出处】 岚县梁祥瑞(《山西省中医验方秘方汇集》第三辑)。

【主治】 子宫出血(虚性者)。

【方药】 生芪五钱 白术四钱 萸肉五钱 煅龙骨八钱 煅牡蛎八钱 茜草三钱 棕炭四钱 杭芍三钱 海蛸五钱

【用法】 水煎服,重者四五剂,轻者三四剂即愈。

【出处】 辉南县高光瑞(《吉林省中医验方秘方汇编》第三辑)。

【主治】 日久经漏。

【方药】 当归三钱 川芎三钱 酒芍二钱 熟地三钱 粉丹三钱 云苓三钱 陈皮三钱 香附三钱 吴萸一钱 元胡三钱 桃仁三钱 生草二钱

【用法】 水煎服。

【加减】 热甚,加黄芩三钱。

【禁忌】 勿用铜铁器熬。

【出处】 农安县吕仁生(《吉林省中医验方秘方汇编》第三辑)。

十三、代偿性月经

代偿性月经是指与月经周期相似的周期性非子宫出血。

代偿性月经发生在鼻黏膜者最多，其次可发生在眼睑和膀胱等处。严重者可出现只有代偿性月经而没有正常的月经流血；或者代偿性月经出血量多，子宫出血量少。

【**主治**】　逆经（经血上冲，十指出血）。

【**方药**】　酪酼酒五斤

【**制法**】　烧滚装罐内。

【**用法**】　手插罐内熏不多时，血即可止。

【**出处**】　商专许永禄（《河南省中医秘方验方汇编》续二）。

【**主治**】　月经逆行。

【**方药**】　韭菜汁二钱

【**用法**】　和童便半茶杯煎，温服，每日二次。

【**出处**】　西宁铁路医院（《中医验方汇编》）。

【**主治**】　月经期间衄血。

【**方药**】　酒军（炒黑）

【制法】　研为细末。

【用法】　每服二钱，一日服两次。

【出处】　商专牛臣凡（《河南省中医秘方验方汇编》续二）。

【主治】　代偿性月经。

【方药】　丹皮－两　怀牛膝五钱

【用法】　煎成，用水酒兑服。

【出处】　湘阴县中医（《湖南省中医单方验方》第一辑）。

【主治】　代偿性月经，定期鼻出血者。

【方药】　新鲜韭菜（连根苗捣汁）一杯　童便一杯

【用法】　冲服。

【出处】　郴县中医（《湖南省中医单方验方》第二辑）。

【主治】　月经血逆行，从口、鼻出。

【方药】　韭菜　郁金子

【用法】　韭菜捣绒取汁，郁金子研末，以开水冲服。

【出处】　威远县中医研究组（《四川省中医秘方验方》）。

【主治】　代偿性月经。

【方药】　党参－两　苏木三钱

【制法】　水煎。

【用法】　内服。

【出处】　张伯玉（《中医采风录》第一集）。

【主治】 逆经，血从鼻出。

【方药】 韭菜汁一杯　童便一杯

【制法】 将上二味混合加温。

【用法】 内服。

【出处】 大冶县（《湖北验方集锦》第一集）。

【主治】 月经上逆，由口鼻而出。

【方药】 当归三钱　红花三钱　京墨汁一两

【用法】 水煎服。

【出处】 阳城时福玺（《山西省中医验方秘方汇集》第三辑）。

【主治】 妇女月经不下行，从口鼻出者，脉上大下小，有时咳嗽，口渴，头晕，心跳。

【方药】 西红花一钱　黄芩一钱　苏木一钱　花粉八分

【制法及用法】 水三茶盅，煎剩一盅。早晚空心温服。

【禁忌】 辛辣物。

【出处】 平鲁县柳芝田（《山西省中医验方秘方汇集》第二辑）。

【主治】 逆经。

【方药】 生柏叶　生荷叶　生艾叶　生地黄各一两

【制法】 共捣烂绞汁。

【用法】 服时用炒大黄一钱，开水泡汁，与上药汁兑服，一日三次。

【出处】 恩施专署（《湖北验方集锦》第一集）。

【主治】 倒开花。

【方药】 阿胶珠一两 全当归一两 西红花八钱 冬瓜子五钱

【用法】 水煎服。

【提示】 应按体质情况，酌情用量。

【出处】 王本谦（《吉林省中医验方秘方汇编》第三辑）。

【主治】 逆经。

【方药】 当归三钱 黄芩一钱半 丹皮一钱 川芎一钱半 黑栀一钱半 桔梗一钱半 赤芍二钱 连翘一钱半 柴胡一钱半 生地二钱 薄荷一钱 荆芥一钱半

【用法】 水煎服。

【加减】 如行经时鼻流血，加柏叶、茅根；如行经时吐血，加茜草、丹参；如行经时咳嗽痰血，加桑皮、沙参、柏叶。

【出处】 上杭县黄福安（《福建省中医验方》第三集）。

【主治】 经血不调，气血上升，皮肤发烧，心烦心燥，每月流鼻血，经水衍期，致成逆经病。

【方药】 当归五钱 白芍三钱 丹皮二钱 生山药五钱 怀牛膝二钱 茜草根二钱 生赭石二钱 酒元胡二钱 生鳖甲三钱 盐黄柏二钱 酒车前子三钱

【制法及用法】 水三杯，煎一杯服之。如病不减，加紫油桂二钱、酒军一钱半。

【禁忌】 忌食生冷，勿冷水洗浴。

【出处】 临县刘子哲（《山西省中医验方秘方汇集》第二辑）。

【主治】 月经应行时不行，定时衄血或咯血者。

【方药】 当归三钱 酒芍三钱 红胡三钱 白术三钱 薄荷一钱 茯苓三钱 甘草一钱 丹皮三钱 茜草三钱 炭姜一钱

【用法】 煎服。

【出处】 湘潭市中医易万育（《湖南省中医单方验方》第二辑）。

十四、经前期综合征

经前期综合征是指妇女在月经周期的后期即黄体期表现出的一系列生理和情感方面的不适症状，主要表现有烦躁易怒、失眠、紧张、压抑以及头痛、乳房胀痛、颜面浮肿等，严重者可影响妇女的正常生活，且在月经来潮后自行恢复到没有任何症状的状态。

【主治】　妇女经水适来，咳痰吐血。

【方药】　木耳一两

【用法】　烧灰研末，空心时分两次，用酒送服，即愈。

【出处】　上杭县城共区谢辉华（《福建省中医验方》第三集）。

【主治】　月信后期，四肢游走性疼痛有热者。

【方药】　大黄四钱　爬墙蜘蛛七个　大枣七个

【制法】　大黄为末，蜘蛛研烂，大枣煮熟去皮核取肉，三药共合一处，捣匀为丸桐子大。

【用法】　上药一次顿服，开水送下。

【出处】　杞县韩凤翥（《河南省中医秘方验方汇编》续一）。

【主治】 经来时乳胀。

【方药】 血竭一钱 茜草二钱 益母草三钱 乳香一钱 白术二钱 甘草一钱 当归二钱 白芍二钱 生地二钱 艾叶一钱

【制法】 水煎。

【用法】 内服。

【出处】 大冶县（《湖北验方集锦》第一集）。

【主治】 月经来时，手足麻木。

【方药】 当归二钱 白术二钱 白芍二钱 白芷一钱 甘草一钱 地龙三条 秦艽 玄胡 五灵脂 僵蚕 香附各一钱半

【制法】 水煎。

【用法】 内服。

【出处】 大冶县（《湖北验方集锦》第一集）。

【主治】 经来前遍身疼痛发热。

【方药】 乌药一钱半 僵虫一钱半 川芎一钱半 白芷一钱半 陈皮一钱半 枳壳一钱半 炮姜一钱半 半夏一钱 甘草一钱 生姜三片 葱白一棵

【制法】 水煎。

【用法】 内服。

【出处】 尉氏李文彦（《河南省中医秘方验方汇编》续二）。

附：经来感冒

【主治】 经来感冒，发呕，左胁疼。

【方药】 大蒜瓣 艾绒

【用法】 以蒜瓣艾灸期门穴，灸至腹响，大小便下绿水即可。

【出处】 西安市中医进修班陈子明（《中医验方秘方汇集》）。

【主治】 妇女肩胛部痛。

【方药】 白术（炒）二钱 片姜黄二钱 当归四钱 炙草一钱半 羌活一钱 赤芍一钱半 海桐皮二钱 制香附四钱 木瓜一钱半

【制法及用法】 水两碗煎成半碗，白酒三盅，食后服。

【禁忌】 生冷食物。

【出处】 河曲县王增泰（《山西省中医验方秘方汇集》第二辑）。